LES TRAITEMENTS

DE LA

TUBERCULOSE

D'APRÈS L'ÉTAT ACTUEL DE LA SCIENCE

Premier Fascicule

CLIMATOTHÉRAPIE. — VOYAGES EN MER. — BAINS DE MER
EAUX MINÉRALES. — SANATORIA
APERÇU SUR LA PHTHISIOLOGIE HUMAINE ET COMPARÉE

PAR

J. GORGON

There is nothing more baneful than the idea that phthisis is incurable.
(HERMANN WEBER).

PARIS
G. MASSON, ÉDITEUR
LIBRAIRE DE L'ACADÉMIE DE MÉDECINE
120, BOULEVARD SAINT-GERMAIN

1891

LES TRAITEMENTS

DE LA

TUBERCULOSE

D'APRÈS L'ÉTAT ACTUEL DE LA SCIENCE

LES TRAITEMENTS

DE LA

TUBERCULOSE

D'APRÈS L'ÉTAT ACTUEL DE LA SCIENCE

Premier Fascicule

CLIMATOTHÉRAPIE. — VOYAGES EN MER. — BAINS DE MER
EAUX MINÉRALES. — SANATORIA
APERÇU SUR LA PHTHISIOLOGIE HUMAINE ET COMPARÉE

PAR

J. GORGON

There is nothing more baneful than
the idea that phthisis is incurable.
(HERMANN WEBER).

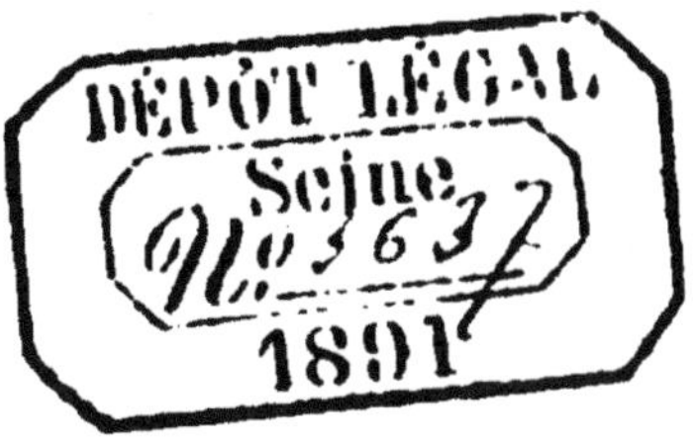

PARIS
G. MASSON, ÉDITEUR
LIBRAIRE DE L'ACADÉMIE DE MÉDECINE
120, BOULEVARD SAINT-GERMAIN

1891

INTRODUCTION

PHTHISIOLOGIE HUMAINE ET COMPARÉE

La tuberculose peut se définir « une maladie microbienne, virulente, héréditaire et contagieuse, dont la lésion, au sein des tissus, est caractérisée par la formation de cellules géantes et épithélioïdes et par la pullulation des bacilles de Koch ». Il n'y a qu'une seule vraie phthisie, la phthisie tuberculeuse, bacillaire et transmissible.

Le mot « tuberculose » vient du latin *tuberculum*, nodule, petite tumeur; diminutif de *tuber*, tumeur, excroissance. Le mot « phthisie » est dérivé du grec φθίσις, consomption, maladie de langueur; dérivé lui-même de φθίω, consumer, dessécher. Les deux termes « tuberculose et phthisie », souvent pris l'un pour l'autre, n'ont pas une synonymie rigoureuse. Le premier désigne la lésion anatomique et marque, à proprement parler, les périodes initiales de la maladie; le second désigne le symptôme, le facies, et indique plutôt les formes ultimes et la période finale. L'expression « phthisie tuberculeuse » comprend les deux termes et le sens de l'un complète celui de l'autre. La dénomination de « phthisie » est attachée depuis l'origine même de l'art médical à la plus fréquente et à la plus commune des maladies de langueur, tandis que le nom de « tuberculose » est relativement tout récent. Ces mots ont en français plusieurs autres synonymes, comme phthisie bacillaire, bacillose, granulie, granulose, phthisie caséeuse, consomption, diathèse tuberculeuse, cachexie tuberculeuse. Les Latins appelaient cette maladie *phthisis*, comme aujourd'hui encore les Anglais. Les Allemands la nomment *Schwindsucht*; les Italiens, *ftisi, ftisia, tisichezza*; les Espagnols, *tisica, tisis*. Le mot « tuberculose, *tuberculosis* », est employé aujourd'hui par les savants de toutes langues.

L'historique de la tuberculose peut se partager en quatre périodes : 1° la période clinique qui comprend l'enfance de l'art médical jusqu'à Bayle et Laënnec. La littérature phthisiologique de cette période est passablement riche, puisqu'elle comprend maints passages importants dans les travaux d'Hippocrate, de Celse, Arétée de Cappadoce (50 après J.-C.), Galien, Rhazès, Avicenne, Averroès, Plater, Bonnet, Sylvius, Willis (1622-1675), Th. Bonet (1620-1689), Manget en 1700, Morton en 1689, Sydenham, Fréd. Hoffmann (1660-1742), Boerhaave (1668-1738), Sauvages, Van Swieten, Morgagni, Stark, Reid, Baumes, Kortum, Hufeland, Baillie, Vetter en 1803; 2° la période anatomique comprend les *Recherches sur la phthisie pulmonaire* (Paris, 1810), de Bayle; le *Traité d'auscultation médiate* (Paris, 1836), de Laënnec; les recherches de Broussais, d'Andral, de Gendrin, Lobstein, Louis, Lombard (de Genève); 3° la période histologique est représentée, dans l'école allemande, par Lebert, Reinhardt, Virchow, et, dans l'école française, par Grancher (*Archives de physiologie*, sept. et oct. 1872), Thaon (*Société de Biologie*, nov. 1872), Charcot (*Société de Biologie*, 1877); 4° la période expérimentale vient en dernier lieu. Pasteur découvre les microbes des maladies infectieuses chez les animaux. Villemin, dans une série de rapports faits de 1865 à 1868 devant l'Académie de médecine, prouve que les produits tuberculeux sont inoculables en expérimentant sur des lapins. Koch démontre, en mars 1882, l'existence du *bacillus tuberculosus* et, en novembre 1890, préconise la tuberculine pour éliminer les tissus tuberculeux.

I. — ÉTIOLOGIE.

Toutes les causes de la phthisie tuberculeuse peuvent se ranger sous deux chefs : l'hérédité et la contagion. Dans le premier cas, on a la tuberculose héréditaire; dans le second, la tuberculose acquise. La tuberculose est héréditaire soit par l'apport de la prédisposition en naissant : on naît tuberculisable mais non tuberculeux, disent Peter et Bouchard; soit par l'apport de la tuberculose elle-même : la présence du bacille de Koch chez le fœtus et chez le nouveau-né est un fait extrêmement rare; soit enfin, selon Bouchardat, par l'allaitement d'une nourrice tuberculeuse, ce qu'on peut déjà considérer comme phthisie acquise.

Les études bactériologiques font diminuer de jour en jour l'importance de l'hérédité; mais les contradictions ne peuvent venir que de ce que le mot « hérédité » a toujours été vague et mal défini. Les uns ne veulent que l'hérédité directe, les autres comprennent en plus l'atavisme; d'aucuns veulent l'hérédité similaire, d'autres l'hérédité polymorphe. Pour mettre tous les médecins d'accord, prenons un expert en dehors du monde médical. Voici la règle de l'hérédité établie par la Banque d'assurances sur la vie de Gotha, après avoir noté 22,000 décès dans l'espace de cinquante années : *Un individu est exposé à une maladie héréditaire lorsque, bien que indemne de toute disposition maladive au moment où on l'assure, il a un de ses parents ou au moins deux frères ou sœurs qui ont été atteints de la même maladie.* Or, en prenant cette règle pour base, on trouve héréditaires 23.7 tuberculeux; 18.6 apoplectiques; 12 cardiaques; 11.13 sujets atteints d'affections du cerveau et de la moelle épinière; 9.3 cancéreux, 7 rhumatisants p. 100 décès survenus à la suite d'une de ces maladies. Conséquemment, s'il y a une maladie héréditaire, c'est bien la tuberculose. Landouzy et Martin ont remarqué que le sperme des tuberculeux a des propriétés virulentes. Suner-Capdevila a vu chez un fœtus provenant d'une mère tuberculeuse un foyer incontestable de tubercules. Douglas Powel a décrit un cas d'hémoptysie mortelle chez un enfant de sept mois né de parents tuberculeux. Ormerod a observé chez un enfant de six mois né d'une mère phthisique une caverne grosse comme une noix et située dans le lobe moyen du poumon droit. Landouzy a encore vu un cas remarquable de l'hérédité tuberculeuse du père, la mère restant saine, et il a pensé qu'il s'agissait d'une contagion conceptionnelle du spermatozoïde sur l'ovule plutôt que d'hérédité proprement dite; enfin, sous les yeux du même observateur, sont devenus tuberculeux quatre enfants qui, nourris au sein, étaient indemnes de toute affection des muqueuses pouvant expliquer une infection par le tube digestif et qui étaient tenus éloignés de leur père tuberculeux, de manière que la contagion ne pouvait être invoquée en aucune façon.

La contagion produit la tuberculose acquise tantôt directement par lésion traumatique, par inoculation, par ingestion, par inhalation de matières fortement virulentes; tantôt médiatement, le terrain ayant subi une certaine préparation et présentant alors un état de réceptivité. Les lésions traumatiques, comme les piqûres, écorchures, plaies et ulcérations diverses, mises en contact avec les crachats, la salive, la sueur, le pus, les excrétions d'un tuberculeux, font entrer dans un organisme sain les bacilles de Koch. Cohnheim a vu apparaître des granulations grisâtres vingt à trente jours après un traumatisme virulent. Parfois, de locale, la maladie devient générale; on a alors l'auto-infection et la porte d'entrée a été ou un ganglion devenu caséeux, ou un foyer purulent desséché par résorption, ou une plaie indolente sans caractère précis, ou un ulcère rond de l'estomac, ou une tumeur blanche du genou. Le coït, l'habitation intime, la vie quotidienne en commun dans les écoles, dans les ateliers, dans les casernes, dans les hôpitaux même, sont des causes actives de transmission de la tuberculose.

M. Vallin a constaté, après enquête. 213 cas positifs de transmission de la tuberculose, dont 107 entre maris et femmes, 38 entre frères et sœurs, 19 entre enfants et parents, 16 entre parents éloignés, 32 entre étrangers. La même enquête, faite sur 439 observations nominales, a fourni 226 résultats négatifs. Qui ne connaît le cas de Marfan où, dans un bureau étroit et mal tenu d'une administration de Paris, 14 employés, dont 13 en cinq ans, ont succombé à la phthisie pulmonaire? La réceptivité s'établit par l'épuisement physiologique, par surmenage, par insuffisance dans la réparation, par mauvais régime, par déchéance vitale (Luton), par inanition (Peter), par misère physiologique (Bouchardat). La tuberculose, dit Jaccoud, est l'aboutissant commun de toutes les détériorations de famille et d'individu. Le tubercule, selon Peter, est le produit et le témoignage d'une déchéance de l'organisme. Mettent le corps en état de réceptivité : 1° les affections diathésiques, puisque toute diathèse débilite : diabète, alcoolisme, syphilis; 2° les convalescences de certaines maladies aiguës, de la rougeole, de la variole, de la pneumonie, de la fièvre typhoïde, de la coqueluche, de toute maladie longue et grave; 3° certaines maladies des voies respiratoires, comme les hydatides du poumon, l'empyème, l'asthme, la bronchite chronique; 4° quelques-unes des affections des voies digestives, savoir : le rétrécissement de l'œsophage, le cancer de l'estomac, l'anorexie hystérique, la dyspepsie; 5° les grossesses répétées et surtout l'allaitement prolongé; 6° les excès de toute nature, les longs chagrins, les émotions vives même au milieu du bien-être et de l'abondance, les privations, les fatigues, les fortes contrariétés. Les neuf dixièmes des absinthiques, nous disait le Dr Lancereaux en avril 1889 dans ses leçons de la Pitié, succombent à la tuberculose. De tous les alcools, l'absinthe est celui qui rend le plus facilement tuberculeux.

Ont l'opportunité tuberculeuse innée les individus à peau fine et blanche, aux formes opulentes, aux yeux bleus, aux cheveux roux, qui représentent en un mot, selon l'expression de Landouzy, le type vénitien : ils sont candidats à la tuberculose. Ont l'opportunité tuberculeuse acquise les individus variolisés. Sur 300 variolisés, vaccinés ou non, âgés de 16 à 59 ans et observés pendant un espace de six années, 10 seulement n'étaient pas tuberculeux, mais il y avait parmi eux 3 cardiopathes et artério-scléreux, ainsi à peu près sûrement à l'abri de la tuberculose. Il ne faudra point mettre les variolisés en contact avec les tuberculeux; ils sont aussi candidats à la tuberculose.

Le rétrécissement de l'artère pulmonaire paraît être une cause occasionnelle du développement de la phthisie pulmonaire, soit tuberculose des poumons, soit phthisie caséeuse, soit tuberculose généralisée. La moitié des phthisies, dit Descurets[1], tant acquises qu'héréditaires, reconnaissent pour cause l'amour ou le libertinage. E. Fournier assure que les onanistes sont sujets aux catarrhes chroniques et aux affections pulmonaires. Les liseuses passionnées de romans éprouvent des sensations qui les épuisent et les mènent presque fatalement à la tuberculose. Le défaut d'exercice, la vie sédentaire, l'attitude vicieuse, le séjour dans une pièce confinée et malsaine, le manque d'air, les climats torrides prédisposent également à la phthisie. Enfin, les meuniers, les charbonniers, les carriers, les maçons, les tailleurs d'habits sont sujets à cette affection morbide.

1. *La Médecine des passions*, Liège, 1851.

2. — PATHOGÉNIE. BACILLE DE KOCH.

L'équilibre est rompu entre la dénutrition et la réparation; la grande et la petite circulation ne s'opèrent plus normalement, ou bien le sang n'est plus suffisamment régénérateur ou il ne baigne plus les tissus d'une manière constante; les cellules épithéliales sont en souffrance, tantôt elles dégénèrent et se transforment, tantôt elles donnent asile à des parasites. Ces parasites qui s'appellent bacilles de Koch vont se multiplier, s'ils trouvent le terrain favorable; puis, ils iront former des colonies et, finalement, ils envahiront tout l'organisme ou bien ils mettront hors de service un organe dont le fonctionnement est nécessaire à la vie. Le bacille de Koch joue un rôle capital dans le développement de la phthisie; mais en pénétrant dans l'économie, il se trouve souvent aux prises avec des éléments pleins de vitalité qui, suivant les individus, résistent plus ou moins à son action novice. Le tubercule n'est pas une simple dystrophie, c'est un produit d'infection.

Le microscope décèle donc un parasite spécial dans les tissus tuberculeux. Ce parasite peut être cultivé et l'inoculation du produit de culture engendre la tuberculose. M. Martin a remarqué que la matière tuberculeuse est inoculable indéfiniment. Les bacilles de Koch sont rares dans les crachats à la période de germination ou de phthisie latente, rares aussi dans la pneumonie caséeuse, mais très fréquents dans les autres périodes et les autres formes de la tuberculose. Ces bacilles, comme l'indique le nom *bacillus*, baguette, sont très grêles : leur longueur varie entre 2 et 4 μ, elle atteint exceptionnellement 6 et 7 μ; leur largeur est cinq fois plus petite. Ils peuvent contenir des spores sous forme de granulations sphériques réfractant fortement la lumière. Leur servent d'habitat : 1° les tubercules du poumon, de l'intestin, du foie, de la rate, du rein, de la pie-mère; 2° les arthrites fongueuses, les ganglions scrofuleux, les granulations des séreuses, le lupus; 3° les parois des vaisseaux, le coagulum fibrineux, le liquide de la pleurésie chronique tuberculeuse. On en trouve encore entre les cellules épithéliales des muqueuses, dans le coagulum intravasculaire, dans les cellules embryonnaires et les cellules géantes des tubercules, dans le liquide des cavernes, dans les ganglions et les vaisseaux lymphatiques; enfin, quelquefois aussi dans les selles, dans l'urine, dans les parois des masses caséeuses. Les bacilles présentent une grande résistance aux causes d'altération : on les voit encore en nombre considérable dans les crachats douze jours après l'expuition, bien qu'ils aient été mouillés et desséchés à plusieurs reprises. Dans les cultures, les bacilles ont besoin de deux semaines pour se développer et ils ne se développent qu'à une température comprise entre 30 et 41 degrés.

A côté des bacilles de Koch, on trouve dans certaines tuberculoses des micrococques réunis en masses zoogléiques qui jouent dans les tissus le rôle de corps étranger phlogogène. D'autres fois, on rencontre les mêmes micrococques non groupés, mais disséminés dans les tissus. Dans les poumons tuberculeux, il y a un nombre considérable de micro-organismes d'espèces différentes; M. Solles, de Bordeaux, en a isolé une qui se rapproche du bacille de Koch par sa forme et qui s'en éloigne beaucoup par ses réactions. Bien que les théories microbiennes soient à peu près universellement acceptées aujourd'hui, mentionnons pourtant les microzymas de Béchamp, admis par Grasset et Peter; ce sont des éléments celluloïdes du tissu malade et, en même temps, des véhicules de virus.

A propos de la culture du bacille tuberculeux, voici le résultat des recherches de Hugh Beevor. 1° Sur la pomme de terre, la colonie de bacilles commence à être visible à l'œil nu au bout de vingt à trente jours; les spores se développent comme dans d'autres milieux, mais la croissance est lente et la colonie ne recouvre jamais toute la surface à laquelle elle est attachée. 2° Dans le bouillon, la croissance est plus rapide; si l'on ajoute au bouillon de la glycérine, le développement continue à une température de 16 degrés, tandis que, sur la pomme de terre ou l'agar-agar, la colonie ne prospère qu'à une température plus élevée. 3° Dans l'agar-agar aussi, la glycérine favorise beaucoup la croissance du bacille. L'addition de 1/200.000 de sublimé corrosif à la culture dans du bouillon entrave à peine la croissance du bacille de la tuberculose, tandis que 1/300.000 de la même substance arrête le développement du bacille de l'anthrax. 4° Dans la nature, le bacille tuberculeux peut prospérer dans des milieux tout différents de ceux dans lesquels on le cultive artificiellement.

Avant de soumettre à l'examen microscopique les produits soupçonnés de contenir des bacilles tuberculeux, on leur fait subir une certaine préparation d'après divers procédés, dont les principaux sont ceux de Koch, d'Ehrlich, de Fraenkel. — *Procédé de Koch.* On place dans une solution alcoolique de bleu de méthylène un fragment très mince de produit tuberculeux préalablement séché. On le laisse là vingt-quatre heures, puis on le met une ou deux minutes dans une solution concentrée de vésuvine ou brun d'aniline. La vésuvine déplace la couleur bleue de tous les éléments, excepté des bacilles, qui se détachent alors nettement sur le fond rouge brun de la préparation, après qu'on l'a lavée à l'eau distillée, ensuite traitée par l'alcool, puis éclaircie par l'essence de girofle et enfin montée dans le baume de Canada. Les bacilles de la tuberculose et ceux de la lèpre sont les seuls qui se comportent ainsi. — *Procédé d'Ehrlich.* La préparation est chauffée pendant quelques minutes à 110 degrés pour en coaguler l'albumine, puis elle est placée dans de l'eau saturée d'huile d'aniline, où elle se colore d'une manière intense. On la traite ensuite par un mélange composé d'une partie d'acide nitrique et de deux parties d'eau. Au bout de peu de temps, la préparation est devenue pâle et les bacilles seuls gardent la coloration bleue. — *Procédé de Fraenkel.* On chauffe l'eau d'aniline, soit 100 centimètres cubes, jusqu'à ébullition, on verse le liquide chaud dans un verre de montre et on y ajoute quelques gouttes d'une solution alcoolique de fuchsin-rubin, soit 11 centimètres cubes, jusqu'à production d'une opalescence complète. On y dépose pour cinq minutes les couvre-objets chargés de la matière tuberculeuse. On colore le fond avec le liquide suivant : alcool, 50 grammes; eau distillée, 30 grammes; acide nitrique, 20 grammes; bleu de méthylène, en excès. On filtre. Après une minute d'action, on lave dans de l'eau distillée ou dans de l'alcool à 50 p. 100. On peut ajouter 2 gouttes p. 100 d'acide acétique.

3. — ANATOMIE PATHOLOGIQUE ET PHYSIOLOGIE PATHOLOGIQUE.

A l'autopsie des tuberculeux, on trouve dans les poumons, mais surtout aux sommets, des lésions variables suivant leur forme et la période de leur évolution : ce sont des tubercules gris, ayant parfois 1/20e de millimètre de diamètre; on les appelle granulation tuberculeuse, granulation grise de Bayle. Ailleurs, on trouve des tubercules miliaires, dont les dimensions varient entre 1/2 millimètre et $1^{mm},5$ de diamètre; les cavernes acineuses sont du volume d'un pois, les cavernes lobulaires sont comme une aveline ou comme une noix, les cavernes lobaires sont de la grosseur du poing ou à peu près. On voit aussi des inflammations caséeuses, de la pneumonie interstitielle, des dilatations bronchiques, des adhérences pleurales; on a observé aussi que l'artère pulmonaire était atteinte d'ulcérations, de perforation, de dilatation anévrysmatique. Enfin, on a remarqué de la péribronchite tuberculeuse, de la bronchite catarrhale, de l'endobronchite oblitérante, de l'endartérite oblitérante, de la capillarite oblitérante[1]. Le tubercule est toujours entouré d'une zone inflammatoire.

Après avoir beaucoup étudié les tuberculoses articulaires au point de vue de l'anatomie pathologique, M. Watson Cheyne distingue deux formes de tissus tuberculeux : le tubercule proprement dit et l'infiltration tuberculeuse. Le tubercule proprement dit est formé de cellules épithélioïdes et contient généralement, mais non toujours, une ou plusieurs cellules géantes. Ces cellules géantes sont souvent munies de prolongements larges ou très ténus qui se terminent dans les cellules épithélioïdes ou qui s'insinuent entre elles et arrivent jusqu'à la paroi du tubercule, formant ainsi une sorte de réseau. Autour des cellules épithélioïdes, on distingue une zone de petites cellules ou de tissu fibreux qui forme une sorte de barrière entre le tubercule et les tissus voisins. L'infiltration tuberculeuse se fait remarquer par des cellules épithélioïdes et des cellules géantes, non en amas circonscrits, mais en stries plus ou moins larges disséminées entre les éléments des granulations ou du tissu fibreux récent. Quelquefois, les cellules épithélioïdes sont dispersées çà et là, au lieu de former des agglomérations. Le tissu des granulations parsemé de cellules épithélioïdes et géantes se trouve surtout dans les portions de la synoviale qui subissent la dégénérescence caséeuse et dans celles où un abcès chronique est sur le point de se développer. Cette forme du tissu tuberculeux indique en général une affection à progrès rapide. L'infiltration tuberculeuse à forme fibreuse se rencontre surtout dans la carie sèche, la dactylite strumeuse, etc. L'élément caractéristique du tubercule est la cellule épithélioïde; c'est toujours dans cette cellule ou bien à son pourtour qu'on trouve le

1. Dieulafoy. *Traité de pathologie interne*, Paris, 1881.

plus grand nombre de bacilles tuberculeux. La cellule géante, qui contient également des bacilles en abondance, paraît n'être qu'une modification des cellules épithélioïdes. Il est probable que, dans beaucoup de cas, le tubercule débute dans un vaisseau ou un capillaire sanguin et que les cellules épithélioïdes ne sont autres que l'endothélium modifié. La guérison d'une lésion tuberculeuse ne s'effectue pas toujours par la dégénérescence graisseuse et calcaire du tubercule. Dans certains cas, les cellules épithélioïdes s'atrophient et disparaissent. Les bacilles tuberculeux sont souvent peu abondants dans la tuberculose des articulations et ils ne sont même pas nécessaires pour le diagnostic : les cellules géantes et épithélioïdes sont suffisamment caractéristiques.

Entre le tissu conjonctif, les séreuses et le poumon, il y a non seulement analogie de structure, mais encore analogie dans les lésions anatomiques, dans les phénomènes pathologiques. C'est toujours aux dépens des cellules épithéliales que se font les proliférations inflammatoires, peu importe que ces cellules épithéliales appartiennent au tissu conjonctif, aux séreuses ou aux lymphatiques ; peu importe qu'elles tapissent les travées des ganglions ou qu'elles soient plaquées sur les alvéoles pulmonaires. Ainsi, le tubercule naît en réalité de l'épithélium du tissu conjonctif, de l'épithélium pulmonaire, de l'épithélium des séreuses[1].

M. Heller, de Kiel, a fait deux autopsies de tuberculeux morts de catarrhe bacillaire, c'est-à-dire pendant la première étape d'entrée du bacille dans l'organisme. Ces deux cas prouvent que les bacilles de Koch peuvent, sans pénétrer dans les tissus, provoquer sur des surfaces couvertes d'épithélium un état pathologique grave : une femme atteinte de tuberculose miliaire suraiguë succombe après

1. Thaon. *Recherches sur l'anatomie pathologique de la tuberculose*, Paris, 1873.

un accouchement. A l'autopsie, on trouve des bacilles dans le sang et, à la surface interne de l'utérus, des foyers caséeux renfermant une infinité de bacilles tuberculeux. On ne voit aucun bacille dans le tissu utérin, aucun non plus chez le fœtus. — Un homme de vingt-six ans, mort de tuberculose miliaire aiguë, présente des foyers caséeux dans la prostate seulement. L'autopsie montra que le tissu de la prostate n'était pas atteint; il n'y avait que la muqueuse qui présentait, dans des glandes extrêmement élargies, des masses caséeuses et des bacilles tuberculeux.

Le bacille de la tuberculose ne se trouve dans le sang que pour un tiers des cas, quand un foyer s'est ulcéré dans un vaisseau. Sur cinquante autopsies, Firket n'a trouvé que dix-sept fois des granulations miliaires dans les reins, la rate, le foie. Après maintes observations, Wyssokowitch a établi que les micro-organismes ne passent dans les liquides de sécrétions que lorsqu'il y a des lésions glandulaires.

La composition chimique des tubercules se rapproche beaucoup de celle des os. Les uns et les autres sont d'abord gélatino-fibrineux, puis cartilagineux, puis osseux. M. Hecht, de Strasbourg, analysant 6 grammes de tubercules tout au début, a trouvé 1 gr. 4 d'albumine; 1 gr. 2 de gélatine; 1 gr. 8 de fibrine; 1 gr. 6 d'eau. Thénard a obtenu les chiffres suivants, après analyse des tubercules crus : matière animale ou gélatine 98,00; phosphate et carbonate de chaux, 1,85; chlorhydrate de soude, 0,15.

La science médicale n'est jamais parvenue à raviver les tissus putréfiés par la tuberculose, ni à reformer le parenchyme des cavernes pulmonaires. Elle a arrêté le mal dans son évolution en renonçant à reconquérir le territoire envahi; on appelle cela guérison. Les lésions tuberculeuses ont diminué le champ de l'hématose, et ce qui reste sain a une tendance au surmenage par suite d'un surcroît de travail. De là viennent souvent une dilatation, un défaut de contractilité des bronchioles et des alvéoles et parfois une congestion chronique des muqueuses. Le travail des poumons suffit pour l'hématose nécessaire au fonctionnement des appareils de l'organisme à l'état de repos ; mais il serait au-dessous de sa tâche, s'il devait faire face à une grande activité musculaire et à des fatigues un peu considérables.

4. — SYMPTOMES. FIÈVRE. SIGNES PHYSIQUES.

Les éléments les plus indispensables pour caractériser l'état général d'un phthisique sont le poids et la fièvre. Si le *poids* diminue sensiblement, il y a consomption et la maladie fait des progrès. D'après la loi établie par Broca, pour les individus de taille moyenne et d'âge moyen, le poids doit être d'autant de kilogrammes que la taille a de centimètres en sus d'un mètre. Les sujets dont le poids sera bien inférieur à celui qu'ils devraient avoir avec cette loi seront donc à juste titre, s'ils présentent déjà des symptômes suspects, soupçonnés de consomption.

Les courbes thermométriques ont dans la *fièvre* de la phthisie presque autant de valeur que dans la fièvre thyphoïde et dans la pneumonie aiguë. La différence entre la température matinale et la vespérale est ordinairement de 1 degré à 1°,5, rarement de moins, très souvent de beaucoup plus. Le matin, elle est à peu près normale, 37°,2 ; le soir, elle va jusqu'à 39 degrés et au delà[1]. Après la présence des bacilles de Koch, l'élévation de la température mesurée au thermomètre est le symptôme le plus important de la tuberculose pulmonaire. Le thermomètre indique les poussées et les moments d'arrêt, l'influence des remèdes et du climat ; bref, toutes les péripéties de la tuberculose.

1. Niemeyer. *Handbuch der speciellen Pathologie und Therapie*, 1871.

La phthisie aiguë ne donne pas de courbe thermométrique spéciale. Si la phthisie aiguë est généralisée à plusieurs organes, la fièvre est très élevée, de type continu, avec quelques rares exacerbations, comme dans les septicémies suraiguës; la maladie, évoluant en quelques jours, présente des symptômes typhoïdes et des phénomènes de suffocation extrême. Si la phthisie aiguë est prolongée pendant plusieurs semaines, la fièvre est encore continue, mais elle a une tendance au type rémittent et il se fait un abaissement de la température *à une heure variable* de la journée. Si la phthisie aiguë est infiltrée; autrement dit, s'il s'agit de la phthisie pneumonique, la fièvre peut prendre deux types : 1° le type continu, quand l'infiltration est soudaine ou très étendue; 2° le type irrégulier de la fièvre catarrhale, quand l'infiltration est moins envahissante. Lorsque la maladie n'est pas rapidement mortelle, la fièvre se modifie après quelque temps : elle devient vespérale et prend les caractères de la fièvre hectique. Après avoir examiné les registres d'autopsies de *Guy's Hospital*, M. Pitt a trouvé que la tuberculose aiguë survient dans 22 p. 100 des cas de cirrhose hépatique d'origine alcoolique.

La phthisie subaiguë s'accompagne, dans toute sa durée, de fièvre vespérale; mais cette fièvre est coupée de temps en temps par des intervalles de quelques semaines à un mois. Dans la phthisie chronique, la fièvre dure autant que les phénomènes aigus du côté du poumon, elle cesse avec ces phénomènes aigus. Cette règle est vraie même pour les poitrinaires les plus avancés, même pour les porteurs de cavernes énormes, pourvu que la zone tuberculeuse des excavations soit à l'état stationnaire et non en voie de progression.

La fièvre existe depuis le jour où les tubercules se forment, elle cesse lorsque la poussée est finie, elle recommence quand reparaît une nouvelle poussée. Tantôt elle est très vive et presque continue, la tuberculose est alors rapidement envahissante ; tantôt la fièvre n'offre qu'un accès quotidien et de très courte durée, la poussée avance lentement. La fièvre, révélée par le thermomètre, est en rapport exact avec la violence de la poussée tuberculeuse : le thermomètre s'élève souvent au-dessus de 40 degrés et reste rarement au-dessous de 39 degrés. L'accès peut revêtir deux types : 1° le type prolongé, qui débute dès le matin et ne laisse au malade que quelques heures d'une apyrexie complète, entre minuit et sept heures du matin ; le thermomètre oscille longtemps vers 38°,5 avant que le maximum s'établisse ; 2° le type raccourci, qui survient toujours l'après-midi et se termine dans la soirée, de trois heures à neuf ou dix heures du soir ; le sommet de la courbe est vite atteint.

Les signes physiques sont d'un grand secours pour connaître l'étendue de la lésion pulmonaire. Arrêtons-nous d'abord à **l'auscultation** dans la phthisie commune. A la période de germination, on perçoit une inspiration râpeuse, grave ; surtout une expiration haute et prolongée. Le malade doit alors, pendant qu'on l'ausculte, respirer largement ou vite et fort, comme s'il était essoufflé. A la période de conglomération, on entend un bruit vésiculaire faible et indistinct, ou bien rude et dur. Si l'auscultation ne révèle aucun bruit à la simple respiration, il faut faire tousser le malade. Il y a dans la fosse sous-épineuse ou dans la région claviculaire : 1° une expiration longue et saccadée, une respiration rude, des râles sous-crépitants fins et secs et quelques râles sibilants, dont l'ensemble se désigne sous le nom de « craquements secs » ; 2° des bruits de froissement pulmonaire, de cuir neuf, de papier fin, une sorte de gémissement. A la période de ramollissement, on trouve au sommet des poumons, sous la clavicule ou dans la fosse sus-épineuse, une respiration soufflante, des râles sous-crépitants humides et muqueux, appelés « craquements humides » ; plus tard, un râle cavernuleux. Si l'on ausculte la voix sur les grosses bronches, dans le creux axillaire, sous les clavicules et entre les omoplates, on entend pendant que le sujet parle, une voix retentissante, éclatante et aigre, un frémissement vocal exagéré, de la bronchophonie en somme. A la période d'excavation commençante, on perçoit, si le malade respire ou tousse, un gargouillement, des râles caverneux sur certains points localisés; si le malade parle, la voix semble traverser les parois pulmonaires et arrive très nette à l'oreille, on a la pectoriloquie. Avec de vastes cavernes, la voix est amphorique et donne un son analogue à celui qu'on obtient, quand on parle à l'orifice d'un vase de grande capacité et à peu près vide ; on a aussi alors le tintement métallique. Il est entendu qu'on pratique l'auscultation au milieu d'un grand silence et que, à l'occasion, on compare les bruits des points symétriques. A l'état normal, on entend pour la respiration un murmure vésiculaire doux, caressant à l'oreille, dont la longueur de l'inspiration est à celle de l'expiration ce que cinq ou trois sont à un ; pour la voix, on a un frémissement vibratoire. Chez les enfants de moins de deux ans et chez les vieillards, on perçoit la respiration dite puérile ; c'est un bruit fort et ample, laryngien. Les cavernules vides produisent des râles cavernuleux ; les cavernules pleines, des râles sous-crépitants à grosses bulles et des craquements. Les cavernes vides ou à peu près produisent une respiration amphorique et un tintement métallique. Les cavernes plus ou moins pleines sont caractérisées par le gargouillement et la pectoriloquie.

Avant de pratiquer la **percussion**, on fait tenir la bouche ouverte et mettre le thorax en expiration. A la période de conglomération, on obtient, en frappant au sommet malade, une obscurité du son, une sonorité affaiblie, de la submatité. A la période de ramollissement, il y a de la matité. A la période d'excavation, on entend un bruit de pot fêlé. L'état normal donne une sonorité uniforme pour les points symétriques de la partie supérieure du thorax.

La **palpation** perçoit un fremitus vocal dans les fosses sous-claviculaires et dans les fosses sous-épineuses chez les femmes et les enfants, à la base du poumon chez l'homme, à l'état normal. Dans la phthisie, le battement du cœur est, d'après Niemeyer, perçu sur une plus grande étendue et sa pointe se porte en dehors. Dès la période de conglomération, on trouve, au niveau des tubercules, les vibrations vocales exagérées et toujours augmentées.

L'**inspection** du thorax a son importance. Le poitrinaire se reconnaît facilement à son facies et à l'*habitus phthisicus :* les muscles de la poitrine sont amaigris ou atrophiés ou au moins peu développés, les muscles intercostaux semblent tenir un grand espace entre les côtes, l'angle d'insertion au sternum paraît plus aigu ; les muscles du cou font voir le thorax enfoncé de manière que le cou paraît trop long. Les épaules sont projetées en avant et les bords internes des omoplates prennent l'aspect d'ailes, *scapulæ alatæ*.

Les trois premières côtes sont d'une brièveté excessive et restent immobiles pendant l'expiration. Les côtes, les inférieures surtout, les clavicules, le sternum sont fortement en relief ; les dépressions naturelles sont très accentuées, notamment sous les clavicules. Le thorax est rétracté et cylindrique, il est étroit et allongé, surtout dans sa circonférence supérieure ; sa paroi antérieure est affaissée et aplatie. De plus, la peau est mince, la charpente osseuse est grêle, les pommettes sont rosées, la conjonctive est bleuâtre, le tissu conjonctif sous-cutané pauvre en graisse.

La **mensuration** de la poitrine peut aussi indiquer l'état du fonctionnement des poumons. On mesure l'un après l'autre les deux côtés de la poitrine, en allant du sternum à l'épine dorsale, puis on compare les deux dimensions prises au même niveau. D'autre part, on prend le périmètre thoracique en mesurant la circonférence de la poitrine sous les bras, avant, puis pendant l'inspiration. L'amplitude de la respiration est diminuée aux endroits qui restent fixes pendant l'inspiration et qui sont conséquemment atteints ou de sclérose parenchymateuse ou d'infiltration caséeuse. Quand l'indice axillaire ou périmètre thoracique, dit Espina y Capo, ne dépasse pas 72 centimètres chez l'adulte et que l'espace inter-mamelonnaire est de 17 à 18 centimètres, il y a de grandes chances pour la tuberculisation pulmonaire.

Pour définir l'état local, on peut encore recourir à trois instruments. Des trois, le spiromètre est le plus facile à manier. Le pneumatomètre demande déjà une certaine expérience : il indique celui des deux temps respiratoires qui est en souffrance, il mesure le degré de la respiration, il contrôle la marche de la maladie. Le cyrtomètre de Waldenburg donne la circonférence thoracique, le degré d'expansion et de retrait maximum de la poitrine. Il existe plusieurs autres instruments analogues.

Prenons maintenant la phthisie commune en considérant chacune de ses périodes. — A la première période, tuberculose germinative ou phthisie latente, le malade paraît jouir d'une pleine santé, les tubercules se forment et se développent cependant. Les symptômes généraux peuvent manquer. Les troubles de la nutrition ne sont pas constants. Souvent, on trouve la chlorose chez la jeune femme et la spermatorrhée chez le jeune homme. L'hémoptysie sans cause appréciable est parfois très précoce et précède tout autre symptôme. On observe aussi de la toux, de l'amaigrissement, de la dyspnée, des palpitations. Le tempérament lymphatique est un terrain tout préparé pour la tuberculose. Il y a des troubles dyspeptiques, des troubles nerveux, de l'accélération du pouls, de l'anémie. Quelquefois survient aussi une toux gastrique, quinteuse, pénible, fatigante, plus accentuée le soir que le matin. L'*habitus phthisicus* commence à se dessiner. Les symptômes locaux peuvent manquer de précision. On remarque des phénomènes pleuro-pneumoniques : une toux sèche, petite, naturelle, sans effort, presque inconsciente, nocturne surtout, qui, plus tard, devient quinteuse, douloureuse même. On observe encore tantôt de la dyspnée, tantôt de la dysphonie. Il y a ordinairement des douleurs thoraciques au-dessous des clavicules : dans la fosse sous-claviculaire, au niveau des trois premiers espaces intercostaux. Il y en a aussi dans le dos : dans les fosses sus et sous-épineuses, au niveau de la dernière vertèbre cervicale et des trois premières dorsales. La pression révèle un point très douloureux au-dessus de la clavicule, au niveau du tronc pneumo-gastrique. Du reste, la pression, la percussion, les mouvements, la toux et les efforts de l'inspiration augmentent souvent ces douleurs qui sont ou intermittentes ou permanentes. D'autre part, une oreille exercée parvient par l'auscultation à constater des modifications du murmure vésiculaire normal. C'est, pour l'inspiration, tantôt une rudesse avec timbre grave, tantôt une faiblesse avec saccades. Il est important de bien examiner l'inspiration, c'est elle qui se modifie la première dans les altérations légères du parenchyme pulmonaire ; on doit en bien apprécier la force, la douceur, le rythme, la tonalité ; en comparer avec soin les nuances observées aux points symétriques. Caussidou, d'Alger, attribue une grande valeur à l'élévation de la tonalité de l'inspiration, quand ce signe coïncide avec l'élévation du ton à la percussion, avec la rudesse de l'inspiration et avec l'inspiration prolongée.

La deuxième période, tuberculose conglomérative ou phthisie confirmée, est caractérisée par l'accumulation des tubercules crus et miliaires. Il y a comme symptômes : toux, amaigrissement, sueurs nocturnes, fièvre à redoublement vespéral. Le malade commence à cracher : ses crachats sont au début peu abondants, muqueux ; puis verts, épais, lourds, nummulaires, déchiquetés sur les bords ; plus tard, panachés de stries de pus et de sang, fétides, puriformes. L'auscultation révèle une inspiration faible et saccadée, une expiration prolongée et prenant un timbre soufflant ; de petits craquements secs au sommet des poumons, ensuite des craquements fins, sous-pleuraux et très dispersés ; des râles cavernuleux, un bruit de déplissement. C'est alors aussi qu'a lieu la transsonnance plessimétrique de Guéneau de Mussy. Les symptômes de la première période persistent ordinairement et même ils s'accentuent.

La troisième période, ramollissement des tubercules, est caractérisée par l'apparition de râles humides aux deux temps de la respiration, râles plus métalliques et plus fixes que les sous-crépitants ordinaires. Ce sont les craquements humides. Une fois qu'ils auront pris du volume, ils seront cavernuleux : on les entend sous la clavicule et dans la fosse sus-épineuse. On remarque l'absence plus ou moins complète du murmure vésiculaire. La respiration devient soufflante. Il y a de la fièvre, de l'amaigrissement, de la faiblesse. Les sueurs nocturnes ou apparaissent ou sont augmentées. Les joues et les tempes se creusent, les pommettes se colorent, les cils et les sourcils se développent, les doigts hippocratiques se forment, la dernière phalange augmente de volume, l'ongle s'hypertrophie et s'incurve.

A la quatrième période, excavation du poumon, la fièvre ne quitte plus le malade. Des symptômes généraux graves apparaissent. Le poitrinaire a des sueurs profuses, qui lui baignent la poitrine et la tête, surtout pendant le sommeil et au réveil. Il éprouve des vomissements alimentaires, il souffre de battements de cœur, de points de côté, de névralgies intercostales, de pleurésie, de troubles de la voix et de la déglutition, de phthisie laryngée. La fièvre hectique se déclare. Le dévoiement est fréquent, c'est la diarrhée cachectique ou la tuberculose intestinale ; l'amaigrissement est extrême. Enfin, bien que les facultés intellectuelles restent intactes, les pieds commencent à enfler, l'œdème cachectique survient, la langue se couvre de muguet. Des cavernes se sont formées dans les poumons. En auscultant le malade, on perçoit un souffle caverneux, de la pectoriloquie parfaite, puis des râles caverneux, puis une toux caverneuse et du gargouillement. La percussion donne de la matité ou un bruit de pot fêlé.

La tuberculose se manifeste de plusieurs manières suivant les organes qu'elle atteint et elle peut affecter l'un ou ou l'autre organe primitivement et secondairement. De toutes les tuberculoses, la plus commune est celle que nous venons de décrire, la tuberculose pulmonaire. Mais un bon nombre de bronchites, de pleurésies, de méningites, de péritonites, d'entérites, de lésions osseuses et articulaires, de lupus, d'abcès froids, etc., sont des manifestations de la tuberculose.

5. — MARCHE. DURÉE. TERMINAISON.

La marche de la tuberculose est très variable. On peut dire même qu'il y a peu de maladies dont l'évolution soit plus changeante et plus irrégulière. Tantôt elle progresse par étapes, subissant des moments d'arrêt plus ou moins longs; tantôt elle parcourt lentement et insensiblement toutes ses phases; tantôt enfin, et ces cas sont fréquents, elle est rapidement fatale.

La phthisie pulmonaire s'arrête parfois à l'une ou l'autre de ses phases; sa marche progressive n'est donc pas constante. Les tubercules se sont alors sclérosés en se calcifiant ou en se transformant en tissu fibreux.

Le plus souvent, l'envahissement du poumon par les tubercules suit une marche descendante. C'est pourquoi, on trouve, à la dernière période, une excavation au sommet du poumon; plus bas une zone de tubercules ramollis et jaunâtres; plus bas encore, une zone de tubercules miliaires crus. Trélat citait, en janvier 1890, deux cas de tuberculose à évolution extraordinairement lente. Un garçon d'amphithéâtre est atteint, il y a treize ans, d'un tubercule anatomique à la suite d'une piqûre ; quatre ans plus tard, on remarque des craquements dans les deux sommets. En janvier 1890, il se produit des abcès tuberculeux le long du bras et une tuberculose de l'articulation tibio-tarsienne. Le malade est menacé d'une tuberculose généralisée qui sera fatale. Le second cas est plus remarquable encore pour la lenteur de son évolution. Un terrassier portait un ulcère tuberculeux datant de trente ans au niveau du grand trochanter gauche. On opère le malade et, cinq semaines après, il succombe à une tuberculose pulmonaire bien caractérisée.

La durée de la tuberculose est également très variable. Elle est de quelques jours dans certaines phthisies rapides, elle est de quelques semaines dans les pneumonies tuberculeuses aiguës, elle est de quelques mois dans les phthisies subaiguës, de 2 à 5 mois dans la phthisie galopante. La phthisie chronique commune a une durée qui va de une à deux années, exceptionnellement à vingt-cinq, trente ans, et même au delà : mais la durée moyenne des cas non exceptionnels est de 14 mois. Voici une statistique pour cette durée moyenne aux différents âges : 12 mois et demi, chez les sujets de quinze à trente-quatre ans ; 23 mois et demi, chez ceux de trente-quatre à quarante-cinq ans ; 22 mois, de quarante-cinq à soixante ans ; 14 mois, de soixante et un à soixante-huit ans. Nous nous sommes souvent, dans cet ouvrage, basés sur les statistiques, bien qu'elles ne fournissent pas un critérium absolument sûr. « Jamais, disait Cl. Bernard, la statistique ne peut donner la vérité scientifique et ne peut constituer par conséquent une méthode scientifique définitive. » Soit ; mais puisque nous n'avons pas d'autre critérium, nous sommes obligés de nous en tenir à celui-là, si imparfait et si aveugle qu'il soit.

La terminaison peut s'opérer de plusieurs manières : tantôt, c'est la mort à brève échéance ; tantôt, c'est la chronicité, qui n'est qu'un acheminement très lent vers la tombe ; tantôt, c'est la guérison naturelle survenue par transformation fibreuse ou crétacée des tubercules. Quand chez un phthisique une lésion mitrale se produit, la tuberculose subit presque toujours un temps d'arrêt qui dure aussi longtemps que la lésion mitrale elle-même.

6. — DIAGNOSTIC. PRONOSTIC. COMPLICATIONS.

Un seul symptôme, surtout quand il est négatif, ne suffit généralement pas pour asseoir un diagnostic, un diagnostic précoce particulièrement. Sans doute, la présence des bacilles de Koch dans les crachats, dans le pus, dans les excrétions diverses est un signe pathognomonique de tuberculose ; mais encore faut-il examiner plusieurs fois, et à quelques jours d'intervalle, les crachats ou les produits suspects. La présence des bacilles se reconnaît par l'examen au microscope, par la culture, par l'inoculation. Le microscope donne parfois des résultats négatifs, tandis que l'inoculation en donne de nettement positifs. On pratique l'inoculation des matières suspectes à des animaux sains, comme lapins, souris, cobayes : le cobaye est le réactif par excellence du bacille tuberculeux. Le lieu choisi pour l'inoculation sera ou le péritoine ou la chambre antérieure de l'œil ou simultanément le péritoine et l'hypoderme ; les deux derniers lieux d'élection sont les plus sensibles, l'inoculation dans l'œil permet de poser le diagnostic au bout d'une quinzaine de jours.

Comme il est urgent, dans tous les cas de tuberculose, de faire le diagnostic le plus tôt possible et qu'on n'a pas encore de matières suspectes pour en rechercher les bacilles, on aura recours aux signes physiques, qui, du reste, pourront toujours servir au moins de moyen de contrôle. L'auscultation fait connaître l'étendue de la lésion et la période de la maladie; la percussion également montre l'existence et l'étendue du mal. La mensuration du thorax, d'après la règle donnée par Espina y Capo, aide à faire le diagnostic précoce. Les antécédents de famille ou d'individu peuvent aussi être d'un grand secours. La fièvre a une grande importance. Elle est continue dans la phthisie suraiguë, subcontinue dans la phthisie aiguë, intermittente et vespérale dans la phthisie subaiguë et dans les épisodes aigus de la phthisie chronique: elle ne présente aucune différence, que la phthisie soit due à de simples granulations ou à des infiltrations véritables. Ephraïm Cutter [1] considère comme un critérium supérieur à l'auscultation et à la percussion, l'examen du sang tout au début de la phthisie pulmonaire; il dit à ce sujet : « *Red blood corpuscles are less in number, ropy, sticky more or less, but not much changed otherwise.* »

La recherche du bacille est surtout utile pour le diagnostic dans les cas de **laryngites** et dans ceux où la tuberculose est accompagnée de bronchite ou d'emphysème. Elle aide également beaucoup au diagnostic dans les cas où l'on constate de l'émaciation et de la fièvre sans symptôme objectif du côté de la poitrine. Enfin, dans quelques cas, les signes physiques précèdent l'apparition des bacilles. La présence des bacilles fait encore distinguer la phthisie d'une broncho pneumonie chronique et surtout d'une **pneumonie chronique**, puisque celle-ci a plusieurs symptômes communs avec la tuberculose: crachats muco-purulents, hémoptysies fréquentes, déformation du thorax; souffle, râles, matité, gargouillement; fièvre, sueurs, amaigrissement, cachexie.

1. *Partial Syllabic Lists of the Clinical Morphologies of the Blood, Sputum, Faeces, Skin, Urine, Vomitus, Foods*, etc., New-York, 1888.

Par la présence du bacille, la phthisie se distingue aussi de la chlorose, des bronchites chroniques, des dilatations bronchiques, de la laryngite ulcéreuse syphilitique, de l'excavation pulmonaire syphilitique, de la fièvre typhoïde, des différentes hémoptysies non tuberculeuses, de l'empyème, et même de l'onanisme qui a de commun avec la phthisie : pâleur anémique, yeux enfoncés, ternes, cerclés; thorax peu développé, état de langueur, mélancolie. Les **phthisies latentes** ont des symptômes incomplets ou mal accusés, comme la pâleur chloro-anémique, un amaigrissement fébrile, une toux catarrhale, des hémoptysies; parfois même elles n'ont qu'un seul de ces symptômes. Les **phthisies larvées** prennent le masque, *induunt larvam*, des affections aiguës des voies respiratoires, soit de la pleurésie simple, soit de la broncho-pneumonie, soit de la laryngite. Les **pseudo-phthisies** simulent la phthisie, sans être d'origine tuberculeuse : tantôt, c'est une dilatation bronchique, tantôt ce sont des gommes syphilitiques du poumon, tantôt des kystes hydatiques, tantôt enfin un néoplasme quelconque [1].

La **scrofule** et la tuberculose, d'après Nocard, ont le même bacille qui est atténué dans un cas et virulent dans l'autre : certains scrofuleux succombent en effet à des lésions tuberculeuses ou à la granulie, parce que les tissus malades ont perdu leur vitalité et leur résistance. Chez les enfants souffrant de malaise général, de céphalalgie et d'anorexie, l'inversion de la courbe thermométrique a une grande valeur pour le diagnostic différentiel de la tuberculose aiguë et de la **fièvre muqueuse** entérique ou typhoïde; une température élevée le matin, marquant 37°,2 à 39°,8 et basse le soir, allant de 35°,5 à 36°,8, caractérise la tuberculose aiguë. Disons que cette loi a besoin de plusieurs observations pour être bien établie.

La tuberculose a les plus grandes analogies avec la

1. Germain Sée. *La phthisie bacillaire des poumons*, Paris, 1881.

syphilis et surtout avec la morve-farcin. La syphilis produit des gommes. Or, les gommes syphilitiques, après un temps fort long, finissent par devenir granulo-graisseuses, gélatiniformes, et par ressembler beaucoup aux tubercules. La ressemblance a lieu principalement sous le rapport de la virulence et de la spécificité. La morve-farcin, elle, produit des granulations tuberculeuses, isolées ou en masse, ressemblant beaucoup plus encore à la tuberculose pulmonaire commune. Ainsi, elle a ses productions caséeuses du poumon, sa fonte purulente et ses cavernes : elle constitue presque exclusivement la phthisie pulmonaire du cheval. Dans la tuberculose commune, le tubercule est initial, primitif; dans la tuberculose morveuse, le tubercule est secondaire, précédé du pus, de la sanie, de la matière du jetage, qui sont fournis par les ulcérations des fosses nasales. La scrofulo-tuberculose comprend toute une série d'affections dites scrofuleuses, qui se rattachent à un tempérament lymphatique exagéré. La moindre irritation des éléments conjonctifs se traduit par une inflammation persistante avec retentissement sur les ganglions voisins. Cet état maladif est encore caractérisé par des coryzas avec épaisissement des narines et de la lèvre supérieure, par des angines avec gonflement et souvent suppuration des ganglions cervicaux, par des conjonctivites et des kératites chroniques, par des otites, par des eczémas impétigineux et quelquefois par des arthrites chroniques. Au sortir de l'enfance, quand arrive le moment de la formation et de la puberté, les manifestations scrofuleuses, s'il faut en croire Bazin, tantôt disparaissent définitivement, tantôt se transforment en arthritisme, tantôt dégénèrent en tuberculose. Au reste, toutes les affections scrofuleuses ont une tendance à favoriser le développement de la tuberculose, elles passent même souvent d'un état à l'autre d'une manière insensible et inaperçue.

L'actinomycose, surtout l'actinomycose pulmonaire, a les plus grandes ressemblances avec les cavernes tuberculeuses. Seul, l'examen microscopique des crachats peut servir au diagnostic. On trouve dans le pus ou dans les crachats, les champignons rayonnés ou filiformes spécifiques de l'actinomycose. Ce sont des fils d'une extrême finesse, à divisions dichotomiques, ou en forme de rosace dont se détachent trois ou quatre fils ténus, ramifiés à la façon des branches d'un arbre, puis entrelacés à la périphérie. La fuchsine colore ces fils en rouge intense, le bleu de méthylène colore le fond en bleu, et le procédé d'Ehrlich est très précieux pour établir le diagnostic différentiel [1].

Le pronostic de la tuberculose n'est pas toujours fâcheux. Comparée au cancer, à l'athérome, à l'asystolie, à la cirrhose, au choléra, à la diphthérie, à la méningite cérébro-spinale, la tuberculose est une maladie bénigne; mais ses ravages n'en sont pas pour cela des moins effrayants. Tandis qu'un malade succombera à l'une ou à l'autre de ces maladies, nous en verrons dix mourir de phthisie tuberculeuse. Très souvent, le tubercule reste local et guérit : cela est vrai surtout pour les tubercules des os, de la vessie, des ganglions, des plèvres, etc. On a vu des tuberculeux vivre vingt-cinq, trente, trente-cinq ans et indéfiniment avec des lésions bacillaires, avec du ramollissement et même des cavernes. La résistance individuelle joue un grand rôle chez les tuberculeux : l'un, en huit mois, aura atteint la période de cachexie; un autre mettra quinze ans après les premiers symptômes pour présenter nettement les signes de la phthisie confirmée; un troisième offrira constamment les symptômes de la tuberculose et n'arrivera jamais cependant à la cachexie; un quatrième aura été tuberculeux une partie de sa vie sans le savoir et il aura été guéri par les seules forces de la nature. Certaines maladies contribuent aussi à la bénignité du pronostic : l'em-

1. Matschinski. Actinomycose des poumons diagnostiquée pendant la vie par l'examen des crachats, *Gazette clinique de Botkine*, 1er juillet 1883.

physème pulmonaire passe pour ralentir la marche de la tuberculose, l'insuffisance mitrale en fait autant. La fièvre, surtout quand elle persiste, assombrit toujours le pronostic, et celui-ci est toujours très grave à la période de cachexie, une fois que la fièvre hectique s'est déclarée.

Plusieurs complications viennent précipiter ou parfois ralentir l'évolution de la tuberculose. Chaque appareil exprime à sa manière la tuberculisation. Sont de nature tuberculeuse l'amaigrissement, la dyspepsie, la fièvre, les phlegmasies du poitrinaire. La fistule à l'anus est fréquente chez les phthisiques et quelquefois elle semble précéder les symptômes pulmonaires ; d'ordinaire, elle se développe à une époque plus ou moins avancée de la maladie, à la suite d'un abcès à la marge de l'anus ; on ne doit pas, par prudence, opérer la fistule anale des tuberculeux. L'hydro-pneumo-thorax survient souvent aussi dans le cours de la phthisie, surtout aux dernières périodes ; il est caractérisé par une douleur très vive à début brusque, par l'expectoration d'une grande quantité de pus, par le déplacement de la matité et de la sonorité avec les mouvements du malade, par la dilatation des espaces intercostaux, par l'abolition des vibrations thoraciques, par la respiration amphorique, par la succussion hippocratique et le tintement métallique. Les tumeurs blanches, les lésions osseuses et articulaires, les abcès froids sont des maladies tuberculeuses aussi redoutables que la phthisie pulmonaire elle-même.

Il n'y a presque pas d'organes qui échappent à la diathèse tuberculeuse ; les troubles divers qui en résultent modifient non seulement la description de la maladie, mais aussi sa marche. La vessie, les reins, les testicules, la prostate, les ovaires et l'utérus peuvent être atteints ou avant les poumons ou en même temps qu'eux. Nous dirons un mot de ces manifestations tuberculeuses locales dans la partie de l'ouvrage traitant des tuberculoses chirurgicales. L'otite des phthisiques est un catarrhe de la caisse accompagné d'otorrhée et de perforation du tympan; cette otite, qui peut être consécutive à un catarrhe du pharynx propagé par la trompe d'Eustache, a pour caractères : ulcération de la muqueuse, carie et nécrose du rocher.

Bien d'autres maladies viennent compliquer la marche de la phthisie : pleurésie et pneumonie siégeant surtout à droite, pleurésie sèche ou avec épanchement ou purulente ; adénopathie bronchique, adénites diverses; pharyngite folliculeuse, laryngite, phthisie laryngée; pneumothorax, perforation du poumon; péricardite tuberculeuse avec syncope, asphyxie, embolie ou thrombose dans les veines des membres, thrombose de l'artère pulmonaire et mort rapide; palpitations de cœur très fréquentes, dilatation du cœur droit, phlegmasia alba dolens; hépatite, splénite, néphrite; ulcérations de la langue, de la bouche et du pharynx; péritonites générales ou locales, aiguës ou chroniques; entérite chronique, ulcérations de l'intestin et de l'anus; méningites étendues ou localisées, lésions corticales du cerveau avec paralysies ou hémiplégies.

On observe quelquefois des troubles psychiques dans le cours de la phthisie. Tantôt, c'est un état de tristesse et de mélancolie, ce sont des préoccupations maladives qui se montrent dès le début et peuvent persister jusqu'à la fin. Tantôt, dans les périodes plus avancées, il y a des accès de manie, des hallucinations, du délire. Ces accidents peuvent s'expliquer par l'état d'anémie profonde des centres nerveux et par les poussées congestives de ces mêmes centres, ou encore par la méningite, par l'hydrocéphalie, l'œdème cérébral.

Les principales complications qui entravent la guérison de la phthisie sont : 1° une diarrhée continue et abondante; 2° les lésions laryngées, depuis le simple catarrhe jusqu'à la périchondrite; 3° les hémoptysies fréquentes; 4° les rhumatismes; 5° les fistules osseuses et les abcès fistuleux à l'anus; 6° les accès d'asthme. Arrêtons-nous aux trois premières.

La diarrhée est fréquente dans la phthisie, puisqu'on la rencontre dans les deux tiers des cas, d'après Thaon. Louis a trouvé de la tuberculose intestinale dans quatre-vingts cas de phthisie pour cent. Bien qu'elle ait des allures très diverses, la diarrhée est due bien souvent à des lésions tuberculeuses de l'intestin. Les lésions laryngo-trachéales sont ordinairement accompagnées de toux et d'insomnies, de dyspepsie et de vomissements. Plus tard, surviennent des infiltrations sous-muqueuses et de la sténose laryngienne, qui à la longue déterminent l'asphyxie. Enfin, on observe aussi des ulcérations, une expectoration abondante et pénible, une dysphagie cruelle. Le danger des ulcérations du larynx dépend de leur siège et de leur étendue : sur le bord de l'épiglotte et le vestibule laryngien, elles sont insupportables, tant elles gênent la déglutition, mais sont très accessibles au traitement local; sur la face antérieure des cartilages aryténoïdes, elles irritent les glandes de l'arrière-gorge, produisent une expectoration abondante et visqueuse mêlée au liquide épais des glandes; sur les cordes vocales et sur l'angle qu'elles forment en avant, les ulcérations font perdre la voix. L'hémoptysie est un signe précieux de tuberculose commençante. Son pronostic est grave, quand elle est accompagnée de fièvre et d'une infiltration qui dure plus de dix à quinze jours. L'hémoptysie s'explique naturellement par des lésions tuberculeuses des parois vasculaires et par les variations de la tension du sang qui sont provoquées soit par une cause morale, soit par un réflexe venant de la peau refroidie ou surchauffée. La fièvre et l'infiltration marque bien la poussée tuberculeuse. Au moment où la tuberculose se forme dans le poumon, le tissu pulmonaire est, d'après les constatations de Colin, très congestionné dans la zone formatrice des tubercules. Potain aussi a vu tous les caractères anatomiques d'une congestion intense et étendue au sommet du poumon chez un phthisique qui avait succombé à une hémoptysie initiale.

La dégénérescence graisseuse du foie est bien plus fréquente dans la tuberculose que dans toute autre maladie. Le développement de la graisse dans le foie des tuberculeux semble se faire généralement autour des tubercules, quel que soit leur siège, et autour des espaces portes, comme si les tubercules et le contenu des ramifications de la veine porte exerçaient directement une action stéatogène sur les cellules hépatiques voisines.

Si plusieurs maladies viennent compliquer la phthisie, celle-ci à son tour va se greffer sur un grand nombre d'affections morbides citées au sujet de l'étiologie. M. Ricochon a remarqué l'ascendance cancéreuse dans bon nombre de cas de tuberculose. Burdel a fait un travail où l'on voit que, sur un peu plus de 100 familles cancéreuses, 75 ont fait souche de phthisiques. Voilà pour les antécédents de famille. Les statistiques de Lebert montrent que la tuberculose survient dans plus de la moitié des cas de cancer de l'œsophage, dans le cinquième des cas de cancer de l'estomac, dans le sixième des cas de cancer de l'utérus et dans le dix-septième des cas pour le cancer du sein; tandis que Jaksch, de Vienne, a vu la phthisie compliquer l'ulcère de l'estomac dans le tiers des cas, et Peter a toujours trouvé la tuberculose chez les sujets atteints du rétrécissement de l'œsophage.

7. — MORBIDITÉ. MORTALITÉ. FRÉQUENCE.

Dans la classe aisée, qui vit dans les meilleures conditions d'aération et d'alimentation, la contagion de la phthisie est extrêmement rare. Ainsi, Leudet a observé que, sur 112 conjoints survivant à des phthisiques, 7 seulement sont devenus tuberculeux et encore leur organisme semblait être prédisposé à la maladie. Sur ces 112 ménages riches, 80 étaient jeunes et dans la période génésique de la vie : 35 d'entre eux ont eu des enfants bien portants, 27 eurent des enfants qui sont devenus tuberculeux, 18 n'ont pas eu d'enfants.

Les quartiers pauvres des grandes villes sont toujours les plus atteints par la tuberculose. M. Boulland a remarqué que, à Limoges, un quartier misérable composé presque exclusivement de maisons publiques, est envahi par cette maladie, de même que les faubourgs habités par les ouvriers porcelainiers. M. Bertillon a constaté que la phthisie est particulièrement fréquente, à Paris, dans les quartiers pauvres et surtout chez les hommes. D'après Marc d'Espine, la phthisie produit 63 morts p. 1000 décès de riches et 232 p. 1000 décès de pauvres.

Sur 1,000 soldats français, la tuberculose détermine annuellement le décès de 1,18 à l'armée et le renvoi de 3 qui vont mourir dans leurs foyers. En 1888, la tuberculose a causé dans l'armée française 599 décès et 2,184 réformes, soit 5.18 p. 1,000 soldats, 1 p. 1,000 de plus que les années précédentes.

La morbidité par tuberculose est dans les armées, en 1889, de 2.6 en France ; de 3.41 en Allemagne ; de 4.3 en Belgique ; de 4.8 en Autriche ; de 10 p. 1000 en Angleterre. Sur 1000 phthisiques, dit Lombard, les mouleurs en ont 145, les ouvriers travaillant dans un air sec et chaud 140, les ouvriers travaillant en plein air 80, ceux dont la profession est de parler beaucoup 79, ceux qui travaillent à l'air humide 39. Ramazzini, Budd, Niepce affirment que 80 p. 100 des religieuses cloîtrées sont tuberculeuses. Les dentelières fournissent un fort contingent à la phthisie et Benoiston, de Châteauneuf, a pu constater que la phthisie pulmonaire est pour le neuvième des maladies chez les ouvrières fleuristes.

La mortalité, plus encore que la morbidité, montre l'influence néfaste de la tuberculose sur la race humaine. En 1887, la mortalité par phthisie était, dans les armées, de 0.83 en Allemagne, de 0.99 en France, de 1.1 en Belgique, de 1,7 en Autriche, de 2.14 p. 1000 en Angleterre. De toutes les maladies, la tuberculose est celle qui fait le plus de victimes dans les villes et même dans certaines campagnes. Ainsi dans les grands centres, elle compte pour un tiers à un septième de la mortalité. Sur 100 décès, la phthisie en produit 29 à Philadelphie, 25 à Paris et à Marseille, 23.6 à Londres, 23.3 à Prague, 19 à New-York, 17 à Gênes, 16 à Bordeaux, 13 à Copenhague, 10 à Metz.

A Londres et à Paris, la fréquence de la tuberculose est en rapport direct avec le nombre des habitants pour une même étendue de terrain. A Paris, en cinq ans, de 1880 à 1884, la phthisie a causé à elle seule 66,206 décès, tandis qu'il n'y a eu, dans la même ville, que 58,060 décès produits par le choléra en cinquante années. En quatre ans, de 1881 à 1885, le XXe arrondissement comptait 6.28 morts par phthisie p. 1000 habitants et le VIIIe arrondissement n'en comptait que 1.82. En 1884, sur 56,970 Parisiens décédés, 15,000, soit plus du quart, sont morts de tuberculose. En 1887, sur 54,847 décès à Paris, 11,818 étaient dus aux affections tuberculeuses des poumons, des méninges, du mésentère, etc. En 1888, il y eut dans la même ville 53,303 décès, dont 11,472 par phthisie, soit 21 p. 100, et 274 tuberculeux de moins d'un an. D'après Villemin, il meurt annuellement à Paris plus de 2,000 tuberculeux âgés de moins de deux ans.

La tuberculose, selon Tilanus et Delprat, d'Amsterdam, a fait mourir en dix ans, de 1879 à 1888, 247,687 personnes dans le royaume de Hollande et, en 1888, il y eut 23,472 décès par phthisie sur 91,241 décès, soit 25.72 p. 100 dans la même contrée.

D'après Michel Lévy, il y a sur 1,000 habitants 2 cas de mort par tuberculose pulmonaire chez les nègres de l'île Sainte-Hélène; 2.4 à Metz, 4 chez les blancs de l'île Sainte-Hélène, 5 aux îles Ioniennes, 5.5 au Cap, 6 à Malte, 6.5 en Angleterre et au Canada, 6.6 à Gibraltar; 7 dans la Nouvelle-Écosse; 7.7 chez les Européens et 8.5 chez les noirs de l'île Maurice, 8.8 aux Bermudes, 9.5 pour les Européens et 9.6 pour les noirs aux Antilles, 10.3 pour les noirs et 13 pour les Européens à la Jamaïque.

Sur 1,000 personnes exerçant la même profession, les brodeuses ont 86 décès par phthisie, les couturières 55, les tailleurs 46, d'après les travaux de Trébuchet et de Benoiston; mais, à Paris, les couturières n'en ont que 9 et les tailleurs que 7. Les tailleurs ont pour la phthisie pulmonaires une proportion qui ne se rencontre dans aucune autre profession : Hannover a trouvé chez ceux de cette profession 48 décès par phthisie p. 100 décès. A Paris, le maximum de la mortalité a lieu chez les sujets d'âge moyen, entre trente et quarante-cinq ans; mais cette mortalité reste considérable même dans la vieillesse [1].

Malgré tous ces chiffres, la tuberculose est extrêmement fréquente, bien plus qu'on ne le croit habituellement. A côté des poitrinaires reconnus comme tels vient se ranger le groupe nombreux et imposant des tuberculeux ignorés. Citons, pour le prouver, quelques autorités médicales. Vibert a observé, dans un cinquième des autopsies faites à la Morgue, des tubercules pulmonaires, la plupart fibreux ou crétacés. Niemeyer nous a dit que, sur près de la moitié de la totalité des cadavres, on trouve des traces ou des lésions de tuberculose. Brouardel affirme que des tubercules guéris, crétacés ou fibreux, se rencontrent chez les deux tiers des individus qui meurent accidentellement sans avoir présenté le moindre signe de tuberculose pendant leur vie.

1. Bertillon. *Annuaire statistique de* 1889.

Boudet et bien d'autres ont constaté l'existence de tubercules chez les quatre cinquièmes des individus qui meurent après l'âge de seize ans. Natalis Guillot a trouvé à Bicêtre des signes d'une très ancienne phthisie chez plus des quatre cinquièmes des vieillards. Enfin, Beau a vu chez les vieilles femmes de la Salpêtrière 157 fois des cicatrices de cavernes au sommet de l'un ou l'autre poumon dans 160 autopsies.

8. — GÉOGRAPHIE ET ETHNOGRAPHIE PHTHISIOLOGIQUES.

La Suisse, qui nous semble jouir du climat le plus favorisé du globe sous le rapport de la tuberculose, doit à cette maladie une grande partie de sa mortalité. Ce sont les cantons d'Appenzell, de Bâle-ville et de Genève qui sont les plus atteints; mais on peut affirmer sans crainte que la phthisie pulmonaire est endémique dans toute la Suisse, et si la mortalité augmente de jour en jour, peut-être sa progression est-elle due au chiffre toujours croissant de la population industrielle. Sur 1,000 habitants, il y a 2.31 décès par tuberculose, et, sur 1,000 décès, il y en a 105 par phthisie pulmonaire en moyenne pour toute la Suisse. Précisons : 112 à une altitude de 200 à 400 mètres, 105 à une altitude de 700 mètres, 106 à 900 mètres, 92 à 1,200 mètres, 71 au-dessus de 1,200 mètres. Et puis, les religieux du mont Saint-Bernard ne sont-ils pas, malgré l'altitude élevée de leur monastère, décimés par la tuberculose?

Cette maladie est rare en Islande, mais n'est pas inconnue en Laponie ni dans les contrées circompolaires.

Dans les pays intertropicaux, a dit G. Sée, la phthisie est des plus fréquentes et des plus graves.

La tuberculose n'avait pas été observée en Algérie avant 1830; depuis, elle n'a cessé de s'étendre et elle est même devenue assez fréquente à Alger. Pourtant, elle est encore bien rare sur les plateaux de l'Afrique méridionale, en Abyssinie et en Égypte ; mais les cas qui se présentent dans cette dernière contrée ont une évolution beaucoup plus rapide qu'en Europe.

Les immenses steppes de l'Asie sont indemnes, vis à vis la phthisie pulmonaire. Le pays des Kirghiz, la Sibérie, la Mongolie sont peu visités par cette maladie. Il s'en trouve bien des cas en Chine et au Japon. En Australie, où elle est assez fréquente depuis 1780, la tuberculose n'a cessé de se propager. Aujourd'hui, le mal est commun le long des côtes visitées par les Européens. Ceux d'entre eux qui se sont établis dans le North Queensland sont déjà en voie de disparition. La maladie est très fréquente aux îles Sandwich où elle exerce ses ravages côte à côte avec la lèpre ; tellement fréquente dans l'archipel Gambier (Polynésie), que les indigènes sont en voie d'anéantissement. Là, malgré une latitude de 23 degrés et une température annuelle moyenne de plus de 20 degrés sous un climat sain et tempéré, la phthisie exerce en plein ses ravages, et le ministre de la marine française qui a le protectorat de ces îles s'est vu obligé d'aller chercher des familles plus robustes dans l'archipel Tuamotou pour former une génération nouvelle.

A l'hôpital de Constantinople, sur 400 malades venant de l'Asie mineure, M. Robinson a traité 40 phthisiques, soit une morbidité par phthisie de 10 p. 100. La tuberculose n'est point exceptionnelle chez certaines peuplades de la Cappadoce, puisqu'on a même observé qu'elle est héréditaire dans quelques familles. Bien plus, le peuple de ce pays considère la phthisie comme contagieuse ; aussi, à peine un poitrinaire est-il mort qu'on brûle ses vêtements et ses fourrures. Une tribu de la région montagneuse du Taurus présente des cas fréquents de tuberculose : sur 50 habitants, il y a un tuberculeux, soit 2 p. 100 ; et pourtant, c'est une tribu nomade, composée de bergers, vivant constamment en plein air, se nourrissant, il est vrai, de laitage cru, de pain d'orge et de seigle, de viande provenant d'animaux chétifs ou malades.

Sur la côte de Syrie, la phthisie présente une marche particulièrement rapide : elle procède par poussées successives, comme nous l'a dit M. de Brun au Congrès de la tuberculose tenu à Paris en 1888, par poussées suivies d'infiltrations étendues et affecte très souvent la forme galopante. En effet, les conditions climatériques de Syrie sont éminemment défavorables aux phthisiques : pluies torrentielles et incessantes en hiver, températures élevées sans rémission en été, atmosphère saturée de vapeur d'eau en toute saison, enfin brusque et fréquente apparition du *schlouk*, vent chaud et lourd venant du désert. La phthisie, sur ces côtes, sévit particulièrement contre la race nègre et la classe aisée, qui, toutes deux, résistent à la malaria endémique.

La phthisie pulmonaire est très rare chez les Esquimaux et dans les régions polaires de l'Amérique septentrionale, à peu près inconnue chez les Peaux-Rouges, dans le Texas, le Tennessée, la Caroline du Nord, le Colorado, très fréquente sur la côte orientale des États-Unis, assez rare au Mexique. Cette maladie est à peu près absente dans la république de l'Équateur et sur les hauts plateaux de la chaine des Andes. Elle est fréquente dans l'Amérique du Sud où les Espagnols l'ont introduite avec la civilisation européenne. Enfin elle se répand depuis peu dans la terre de Feu : on la dit d'importation anglaise. Lors de l'installation des Anglais chez les Fuégiens, une phthisique, femme d'un pasteur anglican, avait réuni dans une école un certain nombre d'enfants. Ceux-ci étaient logés, vêtus, placés dans de bien meilleures conditions apparentes d'hygiène que ceux qui vivaient à l'état sauvage. Bientôt, cependant, une mortalité effrayante sévit au milieu d'eux, une véritable épidémie de phthisie aiguë s'était déclarée et la tuberculose venait d'envahir un pays de plus.

Au point de vue de la résistance que peuvent offrir quelques nations, M. Elisseieff a constaté que la capacité pulmonaire est en moyenne de 3.600 centimètres cubes chez les Anglais, de 2.700 chez les nègres africains, de 2.300 chez les Australiens. La température du corps humain, dans les déserts, n'est pas au-dessous de 37°,8 chez les blancs et ne dépasse jamais 37°,5 chez les races noires. La force musculaire des Français est, au dynamomètre de Regnault, de 61 kilogrammes; celle des Chinois de 48.

La race malaise, surtout le groupe des nègres polynésiens, type ayant les cheveux lisses et les traits réguliers, offre la plus grande vulnérabilité à la phthisie pulmonaire : elle est mortellement atteinte, même dans son pays. Le groupe des nègres malais, ressemblant beaucoup aux noirs d'Afrique de race chamite, type ayant la peau noire, grosses lèvres, cheveux laineux et nez écrasé, ce groupe est un peu plus résistant, du moins dans sa patrie; mais il est aussi d'une vulnérabilité excessive quand il émigre dans les climats tempérés et quand il vit en contact avec des phthisiques européens. Dans le nord des États-Unis, la race nègre est en voie de dégénérescence. Le groupe blanc de la race chamite, remarquable par son teint mat avec une nuance brune comme les sémites, est très peu atteint jusqu'ici : tels les Fellahs, les Touaregs. Sont peu atteints aussi, quelques familles exceptées, les peuples de race sémitique, type ayant teint mat, nuancé de brun, visage ovale, cheveux noirs, corps maigre et nerveux : tels les Arméniens, les Syriens, les Arabes bédouins. Les Berbères commencent à être envahis. Les Juifs fournissent un faible contingent, à moins qu'il ne s'agisse de la phthisie diabétique, le diabète étant plus fréquent chez les Juifs que chez tout autre peuple. La race rouge, type différent peu de la race blanche, mais ayant le teint cuivré, le front fuyant, les pommettes des joues saillantes, vivant encore à l'état sauvage, n'est pas visitée par cette maladie : les Sioux, les

Abénaquis, les Mosquitos dans l'Amérique du Nord; les Guaranis, Araucans, Patagons dans l'Amérique du Sud. La race mongolique, type ayant teint olivâtre, cheveux noirs, visage large et aplati, yeux obliques, narines dilatées, est généralement peu atteinte. La famille arctique, c'est-à-dire les Kamtchadales, les Esquimaux, passe pour complètement indemne; la famille ouralienne, représentée par les Lapons, les Samoyèdes, les Finlandais, est encore peu atteinte; enfin les nombreuses nations de l'est, du centre et du sud de l'Asie ne semblent pas payer un lourd tribut à la phthisie. Il faut sans doute l'attribuer plutôt au climat qu'aux races : comme le climat tempéré, nous voulons dire le climat des régions tempérées, n'existe pas en Asie, puisque la zone torride commence où finissent les neiges éternelles, c'est-à-dire au pied des monts Himalaya; comme, d'autre part, la phthisie est une maladie des régions tempérées, il est probable qu'elle fait peu de ravages en Asie.

La race indo-européenne, type ayant la peau blanche, le visage ovale, les cheveux châtains ou blonds, les yeux de nuances claires et irradiées, le front haut et vertical, est la race la plus sujette à contracter la tuberculose, après les races noires d'Australie et d'Afrique. La famille slave fournit à la maladie un contingent assez considérable; tels les Moscovites, les Polonais, les Tchèques, les Bulgares. La famille scandinave, qui occupe aujourd'hui la Suède, la Norwège, le Danemark et l'Islande, fournit un contingent relativement faible. Les deux principales familles qui se partagent l'Europe, celle des Néo-Latins comprenant Français, Italiens, Espagnols et Portugais, puis celle des Germains représentée par tous les peuples de langue germanique : Allemands, Autrichiens, Hollandais, Flamands, Anglais, ont une forte mortalité par tuberculose. Les Caucasiens, les Aryas, les Turcs, les Hindous passent pour être peu sujets à contracter la phthisie.

9. — CLASSIFICATION DES DIFFÉRENTES TUBERCULOSES.

On peut partager les différentes tuberculoses de plusieurs façons, suivant la base sur laquelle on établit la classification. Cette base sera à volonté la cause, l'évolution, la localisation anatomique de la maladie, ou bien le sexe, l'âge, la diathèse du malade.

Avec la cause, on a la phthisie héréditaire et la phthisie acquise. Ces deux formes ont été traitées plus haut, quand il s'est agi de l'étiologie de la phthisie. La tuberculose héréditaire est plus redoutable que la tuberculose acquise : elle est plus rebelle aux remèdes et à la guérison naturelle.

En considérant l'évolution de la maladie, on arrive à trois formes: aiguë, subaiguë et chronique. La tuberculose aiguë n'est pas ulcéreuse; elle dure ordinairement de quelques semaines à deux ou trois mois. Les lésions sont d'une étendue et d'une gravité telles, que le fonctionnement des poumons ne tarde pas à en être troublé. L'attention est éveillée de bonne heure par les phénomènes fébriles, par la dyspnée, la toux, l'amaigrissement que provoque le développement simultané d'innombrables granulations. Quelques nodules se forment au sommet d'un poumon. Ces granulations n'ont pas toutes la même évolution: les unes se sclérosent et cessent d'être dangereuses; les autres deviennent caséeuses, grossissent peu à peu et forment des noyaux destinés à se fondre. La tuberculose aiguë comprend deux types : la phthisie granuleuse et la phthisie pneumonique. La phthisie aiguë granuleuse, synonymes : tuberculose miliaire aiguë, granulie d'Empis, granulose, a encore plusieurs formes: 1° les formes atténuées, qui ne sont guère que des états fébriles dont la température varie entre 38°,5 et 39 degrés; 2° la forme typhoïde, tuberculisation aiguë généralisée, qui est caractérisée surtout par des phénomènes généraux; 3° la forme suffocante, asphyxie tuberculeuse aiguë de Graves, qui se présente chez les enfants de deux à cinq ans et chez les adultes même vigoureux de vingt à trente-cinq ans; 4° la forme catarrhale, où l'auscultation trouve des râles crépitants; 5° la forme broncho-pneumonique, qui survient chez les enfants de un à quatre ans; 6° la forme pleurale qui accompagne la péritonite tuberculeuse; 7° la forme capillaire; 8° la forme cérébrale; 9° les formes insolites: néphrétique, rhumatismale, etc. Toutes ces manifestations de la phthisie aiguë granuleuse peuvent à leur tour se classer en deux groupes: la tuberculose infectieuse généralisée qui comprend les formes typhoïde, cérébrale, atténuées; la tuberculose broncho-pulmonaire qui renferme les formes intéressant les organes thoraciques, comme les formes suffocante, catarrhale, broncho-pneumonique, pleurale, capillaire.

La granulie tire son origine d'un principe puisé dans l'économie, soit dans un ganglion caséeux, soit dans un foyer de suppuration retenu ou insuffisamment évolué, soit dans une lésion du poumon, soit enfin dans des ulcérations de l'appareil gastro-intestinal. Avant d'arriver à la phthisie caséeuse, la granulie passe par deux phases: la forme commune, diffuse et la granulation grise se localisant à l'abdomen, au thorax ou à l'encéphale. La fièvre peut revêtir des modes différents. Chez un enfant de neuf ans souffrant de malaise général, d'anorexie et de céphalalgie, la fièvre tuberculeuse était caractérisée par l'inversion de la courbe thermométrique : elle était élevée le matin de 37°,2 à 39°,6 et abaissée le soir de 36°,8 à 35°,5. La fièvre infectieuse tuberculeuse aiguë, dit M. Jeannel, médecin-major, ressemble à celle de la dothiénentérie; elle se caractérise par une brusque ascension thermique au début, puis la courbe reste en plateau pour redescendre à un niveau assez peu élevé, enfin l'antipyrine à petites doses continues, sans effet sur la dothiénentérie, influe remarquablement sur la fièvre tuberculeuse.

La forme commune et diffuse, comprenant les formes atténuées, est la première, la plus fréquente et la plus accessible au traitement. Elle a pour caractères un état saburral et muqueux, une fièvre continue offrant quelques ressemblances avec la fièvre typhoïde. La forme diffuse de la tuberculose aiguë, dite aussi fièvre continue, fièvre muqueuse, a un mouvement fébrile continu avec exacerbations nocturnes ; le pouls est fréquent, la température du corps se maintient très élevée, sans phases régulières, des sueurs profondes se produisent vers le matin ou durant le sommeil. L'abattement des forces, l'anorexie, une physionomie triste, un état de langueur, tels sont les autres symptômes de cette maladie qui est interminable en apparence.

La forme typhoïde ou abdominale, dont l'état chronique est appelé vulgairement carreau, est rarement simple et primitive, elle complique souvent la tuberculose broncho-pulmonaire. Les symptômes dominants sont ici : un abdomen volumineux et contrastant avec l'amaigrissement du reste du corps, avec celui surtout des membres inférieurs et du visage ; le teint terreux, la figure masquée, la peau généralement terne et crasseuse, la langue couverte d'un enduit saburral, une diarrhée symptomatique ou colliquative. Il y a quelquefois une suppuration éliminatrice de paquets ganglionnaires et d'abcès migrateurs s'ouvrant par l'intestin ou par l'ombilic. Outre un épanchement ascitique d'une abondance variable, on trouve une éruption confluente de granulations grises sur tout le péritoine, des ulcérations toujours de forme circulaire généralisées dans l'intestin, les ganglions mésentériques devenus plus ou moins caséeux.

La granulose suffocante, ordinairement consécutive à l'une ou l'autre des fièvres exanthématiques et à la tuberculose chronique, est la plus rare des tuberculoses aiguës, ainsi que nous l'a enseigné M. Jaccoud dans ses leçons cliniques à la Pitié. La mort arrive de dix à quinze jours à partir du moment où s'allume la fièvre. La période préfébrile est marquée par une détérioration de la santé avec ou sans signes physiques. Cette période peut durer trois ou quatre semaines et même aller jusqu'à quatre mois. Quand la localisation est sur le point de se faire dans le poumon, il y a une augmentation croissante de tous les symptômes, particulièrement de la dyspnée.

La forme thoracique ou tuberculose broncho-pulmonaire est d'abord une maladie de poitrine quelconque à marche aiguë; puis, se dessinant de jour en jour davantage, c'est une affection morbide qui va de la congestion active à l'apoplexie pulmonaire accompagnée d'hémoptysie; enfin, c'est encore une maladie allant de la bronchite capillaire à la pleuro-pneumonie la plus franche. Les symptômes dominants sont: une dyspnée hors de proportion avec la lésion apparente, une altération précoce de la voix; une expectoration d'abord muqueuse ou quelquefois hémorrhagique, puis muco-purulente, enfin nummulaire. A l'auscultation, on entend des râles variés et nombreux, sibilants, bullaires fins, plus ou moins confluents. En dernier lieu, on trouve tout ensemble une infiltration tuberculeuse, des dépôts apoplectiques, de l'hépatisation, de l'engouement, de la bronchite capillaire, des épanchements pleuraux, des adhérences aux parois.

La forme cérébrale ou encéphalique, plus primitive et plus essentielle que les autres formes, est déjà reconnaissable par les prodromes suivants: fièvre continue et très légère, maigreur inexplicable, teint douteux, complexion grêle, âge de six à dix ans; tics légers d'un côté du visage, d'un muscle ou d'un membre; strabisme intermittent, inégalité des pupilles, bégayement par instant, alternatives de pâleur et de rougeur non motivées, variabilité d'humeur inexplicable, grincement des dents pendant le sommeil, migraines fréquentes, vomissements pour des causes futiles. Les principaux symptômes sont: le délire, le cri hydrencéphalique, le strabisme persistant, les convulsions partielles ou totales, la constipation et la rétraction du ventre; le coma et la paralysie[1]. Tels sont les signes précurseurs de la méningite tuberculeuse.

La phthisie aiguë pneumonique, dite aussi pneumonie caséeuse, pneumonie tuberculeuse, tuberculose pneumonique, phthisie pneumonique, se présente avec un début ordinairement insidieux. Parfois au contraire, le début est violent : il s'annonce par une hémoptysie abondante. La toux est quinteuse, fréquente, fatigante. Dans quelques cas, il y a de la dyspnée qui s'accentue avec le temps et finit par se confondre avec l'asphyxie. Les phlegmasies caséeuses dominent la scène ; elles produisent des masses tuberculeuses qui d'abord paraissent diffuses, formées qu'elles sont à leur début par de petites masses discrètes. Celles-ci, selon Grancher, deviennent peu à peu confluentes et finalement se fondent en un bloc marbré et caséeux. La tuberculose pneumonique aiguë a deux formes qui, toutes deux, durent quelques semaines.

La forme aiguë lobulaire vient en premier lieu. Ses symptômes initiaux sont semblables à ceux de la forme broncho-pneumonique. Charcot assure que la pneumonie tuberculeuse n'est jamais lobaire. La forme aiguë pseudo-lobaire vient en second lieu. Elle a les apparences d'une pneumonie franchement lobaire : début brusque, fièvre, frisson, point de côté, quelquefois crachats colorés et visqueux. Les antécédents de la famille et de l'individu viennent en aide au diagnostic. Les autres symptômes sont un amaigrissement rapide, des hémoptysies, l'absence de la défervescence. Dans les deux formes, les ulcérations pulmonaires n'ont pas le temps de se produire. La tuberculose pneumonique est ordinairement aiguë, mais elle peut être subaiguë ou chronique; ce qui montre bien que, si son

1. Luton. *Études de thérapeutique générale et spéciale.* Paris, 1882.

pronostic est grave, sa terminaison n'est pas fatalement mortelle. Pendant l'évolution de la phthisie aiguë, la fièvre quotidienne est constante et sans un seul jour d'arrêt. C'est là le vrai critérium du diagnostic différentiel entre les phthisies aiguës et les subaiguës ou chroniques. Mais, la fièvre est passible de modifications : continue dans les premiers temps, elle peut devenir ensuite vespérale.

La phthisie subaiguë, appelée aussi phthisie galopante, est ulcéreuse et dure d'ordinaire deux à cinq mois. Elle renferme les nombreux cas intermédiaires entre la phthisie aiguë et la phthisie chronique. Son symptôme caractéristique, c'est la fièvre qui existe dès le début de la maladie, fièvre moins élevée que dans la phthisie aiguë, n'apparaissant que l'après-midi et surtout subissant des interruptions passagères d'une ou plusieurs semaines. Les lésions pulmonaires marchent de pair avec la fièvre : elles sont envahissantes et excavantes. La forme subaiguë, tout en ayant une évolution assez rapide, progresse plus lentement que la forme aiguë. On peut espérer la guérison, tant que le malade offre des ressources physiologiques. L'auscultation permet de suivre les lésions pulmonaires : la marche de la maladie prend d'abord des allures insidieuses, puis les râles et le souffle s'immobilisent. La terminaison des tuberculoses pneumoniques aiguës et subaiguës consiste en ulcérations pulmonaires, cavernes, consomption lente, hecticité et mort. Ces formes se compliquent souvent de pleurésie fibrineuse ; enfin les bacilles ne se trouvent d'ordinaire qu'à l'autopsie.

La tuberculose chronique comprend plusieurs formes : 1° la pneumonie tuberculeuse chronique succédant à l'état aigu ; 2° la pneumonie tuberculeuse chronique d'emblée ; 3° la phthisie chronique commune. La pneumonie tuberculeuse chronique d'emblée a ordinairement un début sans bruit ; quelquefois, elle commence par des manifestations suspectes, comme laryngite, bronchite, hémoptysie, toux, plus souvent oppression paroxystique comparable à la dyspnée des maladies du cœur ou à l'angoisse d'un accès d'asthme; les forces diminuent, le malade maigrit. A l'auscultation, on remarque dans un ou plusieurs des lobes pulmonaires une notable diminution du murmure vésiculaire normal; on observe du souffle, des râles sous-crépitants, tous signes qui s'immobilisent avec ténacité. Parfois encore, il n'y a qu'une fièvre modérée et une expectoration insignifiante. La phthisie chronique commune est ulcéreuse et bacillaire. Grancher lui a donné quatre périodes que nous avons décrites avec les symptômes. La phthisie chronique peut ou être apyrétique ou présenter des complications ou subir une poussée de fièvre. Dans le dernier cas, on a une sorte de rechute qui survient au milieu d'une période de rémission et de calme. Tant que l'état fébrile persiste, le médecin est aussi préoccupé que s'il s'agissait d'une phthisie aiguë : on a vu beaucoup de poitrinaires enlevés en peu de temps par une éruption de granulations généralisées aux poumons ou localisées à la pie-mère. D'autres fois, malgré la fièvre, une amélioration s'est produite chez des sujets dont les lésions étaient même considérables et les forces très abattues. La durée de cette rechute est ordinairement de un à cinq mois; mais, de même qu'elle peut être de six ou huit jours seulement, elle va aussi jusqu'à treize mois. Quelques jours d'hyperthermie ont suffi dans certains cas pour permettre au tissu pulmonaire d'être envahi par une infiltration tuberculeuse considérable. Quand les fonctions digestives sont restées en bon état, le malade peut subvenir aux déperditions causées par la fièvre.

Maintenant, nous allons dire un mot des tuberculoses classées d'après les localisations anatomiques. La tuberculose des poumons présente différentes lésions qui sont ou bien nettement circonscrites, comme la granulation tuberculeuse, la tuberculose proprement dite; ou bien diffuses, comme l'infiltration tuberculeuse, aussi appelée tuberculose caséeuse. Ces deux variétés sont identiques, elles sont toutes deux d'essence tuberculeuse. Quand ces lésions sont à la longue devenues des cavernes, on a la phthisie pulmonaire chronique. Si les lésions tuberculeuses ont une marche rapide et qu'elles arrivent en peu de temps à la consomption, la phthisie est dite subaiguë. Quand, enfin, les lésions évoluent si vite qu'elles emportent le malade avant de le laisser arriver à la période des cavernes et à la consomption, la tuberculose est dite aiguë.

La phthisie du larynx est également multiforme : tantôt ce sont les granulations, tantôt les infiltrations qui envahissent la muqueuse du larynx. Se fait-il un travail ulcératif, une destruction de la muqueuse, des ligaments, des cartilages, on a la phthisie laryngée. Les granulations et les infiltrations conservent-elles les apparences d'une lésion simplement inflammatoire, on a la laryngite tuberculeuse. Les infiltrations produisent parfois un état scléreux et hypertrophique dans une partie du larynx, état qui se pourrait facilement confondre avec l'œdème du larynx. La tuberculose du thymus est moins rare qu'on ne le dit; elle peut prendre trois formes cliniques : 1° inflammation d'apparence caséeuse; 2° lésion avec granulations tuberculeuses; 3° lésions artérielles tuberculeuses. Le bacille de Koch s'y trouve habituellement. Ces lésions, au dire de Jacobi, de New-York, ne sont point rares comparativement aux autres lésions tuberculeuses viscérales des jeunes enfants.

Les ulcérations tuberculeuses bucco-pharyngées, d'après Trélat, résultent d'une tuberculose sur place. Elles envahissent de préférence la langue, le pharynx, l'isthme du gosier. Elles sont solitaires ou multiples et affectent les formes les plus variées. Les ulcérations des diverses régions bucco-pharyngées évoluent différemment. La tuberculose des amygdales est extrêmement rare : on la rencontre quelquefois avec la tuberculose pharyngienne, mais principalement sous la forme miliaire, dans la tuberculose généralisée à marche rapide.

Les lésions tuberculeuses de la muqueuse intestinale ont pour siège de prédilection la dernière partie de l'iléon; mais on en trouve cependant dans toutes les parties de l'intestin. Elles se présentent, à l'autopsie, sous forme d'ulcérations d'aspect et de dimension variables. Ainsi, elles sont arrondies dans les follicules isolés, longitudinales ou ovalaires dans les plaques de Peyer, souvent transversales ou annulaires autour de l'intestin. Les ulcérations tuberculeuses de l'anus siègent partie sur la peau, partie sur la muqueuse : la fistule anale est fréquente chez les tuberculeux.

La tuberculose du péritoine est-elle limitée et consécutive à une tuberculose intestinale; c'est une péritonite tuberculeuse vague. La tuberculose péritonéale, elle, est caractérisée par une ascite considérable. Enfin la péritonite tuberculeuse proprement dite est presque toujours la péritonite chronique généralisée. Il y a encore des péritonites tuberculeuses partielles, parfois très limitées, qui accompagnent habituellement la tuberculose des trompes et des annexes de l'utérus.

La tuberculose primitive des reins se développe plutôt chez l'homme que chez la femme. Elle ne reste pas cantonnée dans le rein : elle envahit l'uretère, la vessie, l'urètre, la prostate, les vésicules séminales, les canaux déférents, les testicules, en un mot les organes génito-urinaires. Chez la femme, ce sont les trompes et l'utérus qui sont contaminés après les organes urinaires. La tuberculose secondaire des reins est plus fréquente chez l'enfant que chez l'adulte; elle s'observe plus souvent dans la tuberculisation aiguë généralisée que dans la forme chronique.

Il y a aussi des tuberculoses cantonnées dans les ganglions bronchiques et mésentériques, dans les synoviales, dans les articulations, dans les plèvres, dans les méninges, dans le cervelet, dans le péricarde, dans le foie, dans la rate, dans la mamelle, dans la choroïde, dans le corps thyroïde, dans les ganglions lymphatiques, dans le rachis, dans les os, sur la peau. Elles ont la forme des infiltrations tuberculeuses.

Vient ensuite la classification de la phthisie d'après le sexe et l'âge.

La tuberculose des femmes peut au début simuler la chlorose; mais on parvient à les distinguer, grâce aux travaux de Germain Sée et de Laveran. 1° La chlorose a une thermométrie normale ou abaissée, tandis que la température locale des premiers espaces intercostaux est augmentée chez les tuberculeuses. 2° La tuberculose est une maladie infectieuse et dystrophique, la chlorose une altération du sang. 3° Dans celle-ci, il y a des bruits de souffle vasculaire, bien marqués et caractéristiques; ces bruits manquent presque toujours dans celle-là. 4° Chez les poitrinaires, le souffle cardiaque des orifices artériels et auriculo-ventriculaires ne constitue jamais un souffle vrai, mais plutôt un bruit de claquement valvulaire exagéré; tandis que les chlorotiques présentent un souffle artériel vrai, systolique, intermittent et un souffle veineux continu, renforcé, appelé bruit de diable, de ronron, de rouet, de velours. 5° La dyspnée se manifeste dans les deux maladies : elle est précoce et légère dans la phthisie; tardive et complète dans la chlorose. 6° Dans le premier cas, la fatigue musculaire se montre dès le début : elle est excessive, empêche la marche sur un sol ascendant et occasionne la dyspnée. Dans le second cas, la fatigue est continuelle et produit de temps en temps la défaillance. 7° La circulation conserve son type et son rythme particuliers dans la chloro-anémie; tandis que, dans la tuberculose, elle est constamment accélérée et accompagnée de palpitations permanentes, plus ou moins ressenties par la malade. 8° Au lieu d'avoir un teint décoloré et pâle, un aspect blafard, jaunâtre, couleur vieille cire et quelquefois des reflets verdâtres, en somme des symptômes chlorotiques, les phthisiques présentent un visage grisâtre, terne, cachectique. 9° La phthisie est caractérisée par un mouvement fébrile, la chlorose est généralement apyrétique. 10° La phthisie est marquée dès le début par de l'amaigrissement, la chlorose a ordinairement plutôt de l'embonpoint. 11° Chez les tuberculeuses, la menstruation, après quelques irrégularités, se supprime tardivement, mais d'une manière totale et définitive. Chez les chlorotiques, il y a aménorrhée et dysménorrhée habituelles avec écoulement d'un sang séreux et décoloré; puis, la leucorrhée est très fréquente. 12° Le chiffre des phosphates de l'urine est toujours exagéré dans la phthisie, toujours au-dessous de la moyenne dans la chlorose.

L'hystérie coïncide assez souvent avec la phthisie; Thaon l'a trouvée huit fois chez 67 femmes poitrinaires, soit 12 p. 100. Les convulsions hystériques, affirme Leudet, s'arrêtent dès que la phthisie est bien déclarée, mais l'hystérie ne disparaît point pour cela. Les deux maladies réagissent l'une sur l'autre et de cette réaction réciproque résulte une maladie hybride, à allures étranges, bien faites pour tromper à chaque instant le clinicien qui n'est pas prévenu. Il n'est pas un symptôme, pas une lésion locale, qui ne soient exagérés par l'hystérie ou simulés par elle. Aussitôt la phthisie déclarée, les manifestations éclatantes de l'hystérie cessent, les convulsions disparaissent ou passent au second plan. Ce qui prédomine, c'est la toux, l'hémoptysie; ce sont les douleurs thoraciques, la dyspepsie, les vomissements, la diarrhée, les accès fébriles, les sueurs et bientôt même la cachexie, c'est-à-dire tous les symptômes de la phthisie sans en excepter un seul. L'hémoptysie des hystériques est des plus singulières : elle est souvent supplémentaire des règles qui, chez de telles malades, se suppriment hors de propos, bien avant la période de consomption. L'hémoptysie pourra se montrer tous les matins, à la même heure, pendant des mois, ou bien apparaître à la suite d'une colère, d'une contrariété. La toux est quinteuse, profonde, déchirante, donnant la sensation d'une poitrine sur le point d'éclater; elle n'est pas régulière comme la toux des phthisiques qui est grasse le matin, les bronches étant remplies de mucosités, et sèche, quinteuse le soir au moment de l'accès fébrile. Les hystériques ont, non pas simplement des névralgies intercostales, mais une hypéresthésie telle, qu'elles redoutent la percussion au plus haut point : elles éprouvent des douleurs qui traversent la poitrine par instants ou des sensations douloureuses continues; on leur trouve des points hystérogènes aux apophyses épineuses. Les phénomènes gastro-intestinaux ne sont pas moins curieux : inappétence et dégoût particulier pour les aliments. Ces malades ne prendront pendant des mois entiers que des aliments plus ou moins bizarres, mais à coup sûr insuffisants, comme du chocolat, du café au lait, de l'eau de mélisse, de l'eau de camomille, de l'anisette. Puis viennent s'ajouter les vomissements glaireux qui se produisent sans raison et font quelquefois place à la diarrhée. Celle-ci survient brusquement, dure un temps plus ou moins long et disparaît tout à coup au moment où se montrent d'autres phénomènes nerveux.

Chez les poitrinaires hystériques, les signes physiques sont loin d'être en rapport avec l'étendue des lésions pulmonaires, car ils sont rendus obscurs par une foule de circonstances dépendant de l'hystérie. La percussion est devenue presque impossible à cause de l'hyperesthésie thoracique. L'expansion inspiratoire du thorax ne se faisant pas, l'auscultation ne perçoit qu'un silence complet au lieu du murmure vésiculaire plus ou moins modifié. Les phénomènes de congestion autour des foyers tuberculeux sont aussi fréquents que les hémoptysies. L'aphonie est fréquente chez les poitrinaires hystériques, elle est le résultat de la paralysie des crico-aryténoïdiens latéraux. Au laryngoscope, on constate cette paralysie et l'état de la muqueuse. Souvent aussi on constate une anesthésie complète de la peau sur une zone plus ou moins étendue dans la région du cartilage thyroïde. Ces symptômes disparaissent et reparaissent soudain à des intervalles variables. Comme tous les tuberculeux, les poitrinaires hystériques sont sujettes à des accès de fièvre en rapport avec l'évolution des tubercules; mais, de plus, ces malades présentent parfois dans l'après-midi de violents frissons suivis d'une chaleur sèche, avec congestion intense à la peau, au visage et à la paume des mains; il y a des sueurs profuses, le pouls est fréquent et le thermomètre se maintient pourtant au niveau normal. C'est là une fièvre vaso-motrice généralisée, sans élévation de la température centrale et d'origine purement hystérique.

L'état cachectique même est simulé par l'hystérie : les malades toussent, sont anémiées, ne veulent pas quitter leur lit sous prétexte de faiblesse. Par bonheur, ces malades font sans s'en douter des efforts considérables peu en rapport avec la vraie cachexie. La thermométrie et les signes physiques caractérisent la tuberculose, les anesthésies hémiplégiques ou locales sont l'apanage de l'hystérie. D'une part, l'hystérie convulsive ou larvée exerce une influence retardatrice sur la marche de la tuberculose et paraît jouer à l'égard de cette maladie un rôle antagoniste remarquable : on voit se prolonger indéfiniment l'existence languissante et moribonde de ces malades qui parfois ne vivent que d'abstinence. D'autre part, des hystériques de la Salpêtrière ont été emportées en peu de temps par une phthisie aiguë.

Il n'y a pas de lésions spéciales aux divers âges, il n'y a que des différences qui résultent de la fréquence relative d'une forme ou d'une autre. Dans la toute première enfance, la tuberculose a les allures d'une maladie générale, d'une maladie simplement inflammatoire; c'est un malaise de tout l'organisme avec une fièvre élevée. A l'autopsie, on trouve à peine quelques granulations dans la rate, le foie, etc., bien que ces organes soient tuméfiés et que parfois les plaques de Peyer soient hypertrophiées. Souvent aussi, elle se manifeste par des lésions d'ordre congestif, sans qu'il y ait de véritables granulations tuberculeuses. La maladie s'arrête alors au stade prégranulique et l'on trouve des bacilles caractéristiques sous un noyau de broncho-pneumonie d'apparence vulgaire et en l'absence de toute granulation. Il en est surtout ainsi dans la broncho-pneumonie survenant au milieu de la rougeole.

La tuberculose est fréquente chez les bébés : M. Landouzy a constaté dix-sept cas de tuberculose sur cinquante autopsies à l'hôpital Tenon, soit 33 p. 100. MM. Damaschino et Hayem ont trouvé les mêmes proportions. L'alimentation, surtout l'alimentation lactée artificielle, joue là un rôle considérable. La contamination par les téguments et les voies respiratoires joue un rôle important bien que moindre. Dans la seconde enfance, la tuberculose est déjà localisée et produit des troubles méningés, digestifs, péritonéaux.

M. Quisling, médecin norvégien, a fondé pour la pratique infantile une méthode diagnostique applicable surtout aux enfants de deux à six ans. Chez eux, la sensibilité thoracique à la pression constitue un symptôme précoce de lésion pulmonaire, précédant parfois même les signes physiques ordinaires de la tuberculose. Pour y arriver, on palpe le thorax à l'aide de deux doigts en pressant verticalement sur l'espace intercostal à partir de son extrémité sternale. La méthode nous paraît digne d'attention. On commence par la fosse sus-claviculaire, puis on palpe en descendant les espaces intercostaux les uns après les autres; on termine par la palpation de la fosse sus-épineuse. Une lésion même légère suffit pour provoquer au niveau de la lésion pulmonaire une sensation douloureuse très apparente en comparaison de l'insensibilité des parties saines. Une sensation douloureuse manifeste et persistante du premier espace intercostal est le signe présomptif le plus précoce d'une tuberculose pulmonaire au début.

La phthisie est rare avant l'âge de deux ans. C'est de deux à cinq ans que les enfants meurent surtout de phthisie. Un cinquième des enfants qui entrent à l'hôpital pour une coqueluche, une rougeole, une broncho-pneumonie, succombent à la tuberculose. Les enfants tuberculeux meurent surtout de la phthisie aiguë et particulièrement de la forme pneumonique hâtive. Environ un tiers en moins sont emportés par la phthisie aiguë granuleuse soit généralisée, soit localisée dans les méninges cérébro-rachidiennes ou dans les poumons. Les formes aiguës de la tuberculose infantile ont pour cause l'auto-infection venant d'un ganglion caséeux, venant du pus siégeant soit dans les poumons, soit dans les os, soit dans les centres nerveux. Elles ont l'apparence de la bronchite simple ou capillaire. Les symptômes sont : amaigrissement rapide, peau chaude, pouls fréquent, quelquefois phénomènes cérébro-spinaux de la méningite tuberculeuse. L'anatomie pathologique nous montre dans les viscères d'innombrables granulations fines et grises de formation récente, à côté des noyaux jaunes et caséeux déjà anciens, venant d'une maladie fébrile, comme la rougeole, la coqueluche, la variole, etc., qui favorise le ramollissement des noyaux caséeux et l'infection générale de l'économie. Chez les enfants, on a souvent les caractères de la méningite tuberculeuse dans les tuberculoses aiguës et ceux de la péritonite tuberculeuse dans les tuberculoses chroniques.

La phthisie chronique existe chez l'enfant, mais elle est rare avant cinq ans ; elle augmente de fréquence à mesure qu'on approche de l'adolescence. M. Thaon a vu chez des enfants de deux ans des phthisies chroniques fibreuses avec des granulations en grappe. De plus, il a trouvé constamment des granulations fibreuses chez les enfants qui meurent de coxalgie et d'autres lésions osseuses.

Le processus scléreux est moins important que chez l'adulte. Les poussées tuberculeuses se succèdent plus rapidement et la généralisation est plus à craindre. Pâles, anémiques, bouffis, sans force, dyspeptiques, amaigris, tels sont ces enfants. L'auscultation présente les mêmes signes ou à peu près que chez les adultes. On observe parfois chez les enfants, chez ceux notamment qui habitent des locaux insalubres, la polyadénopathie infantile, dont les caractères sont la présence de petits ganglions localisés au cou et communément attribués au lymphatisme, puis de petits grains ganglionnaires non enflammés, non adhérents à la peau et mobiles sur les parties profondes. C'est là, dit Legroux, de Paris, une manifestation primitive de la tuberculose. M. Daremberg a observé cette adénopathie spécifique concurremment avec des amygdalites tuberculeuses, que les enfants contractent assez facilement par la cohabitation avec leurs parents tuberculeux et par les embrassements.

La phthisie des vieillards a des formes torpides et des formes rapides. Les formes torpides, les plus fréquentes, ont ordinairement une marche lente, peu de réaction locale, peu de retentissement général. La toux est peu fréquente, l'expectoration rare, la fièvre rarement continue; il n'y a pas de sueurs. Chez les vieillards, la phthisie est bien le dessèchement, la φθισις des Grecs. La maladie est remarquable par sa forme lente et insidieuse : elle peut rester à l'état latent pendant tout le cours de son développement. Dans les formes rapides, la mort peut survenir en quinze ou vingt jours. La tuberculisation aiguë primitive, d'après Vulpian, Charcot et Moureton, est plus fréquente chez les vieillards, même âgés de plus de quatre-vingts ans, qu'on ne le croit généralement. Moureton en cite neuf cas dans sa Thèse de Paris, 1863. Thaon a autopsié six vieillards morts de la tuberculose : quatre avaient succombé à la phthisie chronique fibreuse, un cinquième était mort de pneumonie caséeuse lobaire, le sixième avait été emporté par une méningite granuleuse. Ce dernier présentait dans le poumon de la pneumonie fibreuse, des granulations en grappe et des cavernes.

Chez les adultes, la phthisie chronique est la règle, la phthisie aiguë l'exception. Dans la phthisie chronique, c'est la pneumonie fibreuse qui enlève le plus grand nombre des malades qui meurent par le poumon. Dans la phthisie aiguë, les processus pneumoniques sont, par rapport à la phthisie granuleuse, dans la proportion de 3 à 1.

Les diathèses enfin demandent aussi à être traitées à part dans leurs rapports avec la tuberculose. La tuberculose scrofuleuse a une marche lente et une allure bénigne, quand les lésions sont limitées aux poumons. Cependant, elle peut revêtir une extrême gravité, soit parce que des altérations ganglionnaires exposent le malade aux accidents de l'adénopathie mésentérique, bronchique ou cervicale, soit parce que des foyers caséeux mal éteints, datant de la phase infantile de la scrofule, menacent à chaque instant de l'infection secondaire qui se traduit par la granulose aiguë.

La phthisie arthritique apparaît tardivement. Elle a une évolution particulièrement lente et bénigne. Elle se caractérise par des lésions peu étendues et peu expansives, qui tendent généralement à subir la transformation scléreuse. Même dans les cas où le poumon se creuse de cavernes, elle a peu de retentissement sur l'état général. Les ulcérations suppurent peu, l'expectoration est presque nulle, les hémoptysies sont fréquentes sans être graves. La transformation scléreuse peut à la longue provoquer tous les accidents de la phthisie fibreuse. La phthisie arthritique débute toujours par la congestion du poumon, la congestion pulmonaire arthritique. Rare dans la jeunesse, elle est assez commune chez les adultes, surtout chez les hommes âgés de quarante à soixante ans, dans les pays sujets aux brusques changements de température. La signature de cette congestion pulmonaire, c'est le râle sous-crépitant à la partie latérale et moyenne des poumons, un travers de main au-dessous de l'aisselle[1]. Les cas d'hybridité tuberculo-arthritique sont extrêmement rares et on ne peut se rendre bien compte de la combinaison des deux dyscrasies que par les maladies des ascendants.

Outre « la phthisie arthritique » proprement dite, qui apparait chez un sujet atteint de diathèse arthritique, il y a la « phthisie des arthritiques », qui se présente avant la diathèse urique. Ces deux sortes de phthisie s'observent surtout chez les gens riches et aisés, qui ne se font pas traiter à l'hôpital. M. Sokolovski[2], de Varsovie, a observé dans sa clientèle privée que les caractères prédominants de la phthisie arthritique sont des troubles de l'état général, quelquefois des symptômes gastro-intestinaux ou des douleurs arthritiques persistantes dans diverses articulations. Les phénomènes pulmonaires font défaut ou sont peu apparents. La maladie ne présente jamais de fièvre, jamais le moindre symptôme d'hecticité même avec des lésions pulmonaires étendues. Ces lésions, généralement unilatérales, conservent toujours un caractère d'induration. Le pronostic n'est point défavorable : le malade peut mener une vie active pendant de nombreuses années en se soumettant à la cure climatérique des stations d'altitude moyenne et en suivant un traitement anti-arthritique.

La phthisie des arthritiques semble être plutôt primitive. Des individus sans antécédents personnels ou héréditaires présentent pendant des années une affection tuberculeuse

1. Collin. *Diagnostic de la congestion pulmonaire arthritique.* Paris, 1876.

2. Einige Bermerkungen über den Zusammenhang zwischen der arthristichen Diathese und der Lungentuberculose. *Deutsch. Arch. für klin. Med.* XLVII, 5 et 6, 1891.

du sommet, qui reste stationnaire ou, par suite d'une abondante prolifération du tissu conjonctif, se guérit en apparence. Tant que la lésion est stationnaire, le malade est sujet à contracter des bronchites au moindre refroidissement, à être pris d'une légère dyspnée quand il monte un escalier. Évite-t-il de faire de l'exercice, il surviendra de la torpeur du foie et de la pléthore abdominale. A-t-il des habitudes de suralimentation, une série de phénomènes arthritiques vont se déclarer : élimination d'acide urique, dyspepsie, constipation, coliques néphrétiques, douleurs articulaires, œdèmes. Ici encore, on traitera la diathèse arthritique avant l'affection pulmonaire : il faut faire de l'exercice modéré à l'air libre, maintenir la régularité des fonctions intestinales, stimuler la peau par l'hydrothérapie ou les frictions sèches. Ces mesures améliorent toujours l'état général des tuberculeux arthritiques.

La phthisie syphilitique a plusieurs variétés. Voici comment M. Dieulafoy a énuméré ces différentes variétés dans son cours à la Faculté de Paris, au printemps 1889 : 1° type simulant la broncho-pneumonie tuberculeuse aiguë ; 2° type simulant la phthisie pulmonaire à forme commune ; 3° type simulant les scléroses pleuro-broncho-pulmonaires ; 4° type de syphilis pulmonaire combinée à la tuberculose pulmonaire ; 5° type de syphilis pulmonaire héréditaire précoce ou tardive ; 6° phthisie simple syphilitique du poumon ; 7° phthisie tuberculeuse et syphilitique du poumon. On trouve dans les poumons : syphilome et cavernes. La dyspnée est intense surtout le soir et la nuit. On perçoit des r[illegible]les à la partie moyenne du poumon droit le plus souvent, ou même des deux poumons. L'amaigrissement survient, puis la cachexie et les sueurs nocturnes, enfin la mort. Il faut, dans tous les cas de syphilis, recourir au mercure et à l'iodure de potassium aussi bien pour le diagnostic que pour le traitement. Chez la femme, la syphilis détermine rapidement une chloro-anémie profonde, qui donne quelquefois lieu à des névropathies caractérisées par des douleurs disséminées dans diverses parties du corps, surtout à la face et aux membres supérieurs. Un phénomène assez fréquent, c'est l'analgésie de la peau et spécialement de la face dorsale du métacarpe. Les tubercules de la phthisie sont des granulations qui ne sont jamais vascularisées à l'intérieur et qui sont peu adhérentes aux tissus voisins; c'est, selon l'expression de Virchow, une néoplasie misérable dès son début. On n'y voit ni protoplasma contractile, ni mouvements amiboïdes comme dans le pus. Au contraire, dans les gommes syphilitiques, on trouve des nodules, de petites cellules embryonnaires atrophiques, une masse beaucoup plus dure et plus résistante que dans les tubercules. Les gommes sont presque lardacées, elles ont des adhérences très intimes avec les parties environnantes. Leur tissu est rouge, injecté, vascularisé, comme squirrheux.

Chez les diabétiques, la phthisie ne fait que précipiter la marche de la maladie et sa terminaison fatale. Presque toujours, elle a un début insidieux et perfide. Les crachats contiennent du sucre, les sueurs sont moins abondantes et la température moins élevée que dans la phthisie commune. Si la tuberculose complique fréquemment le diabète, elle ne survient en général qu'à la période d'amaigrissement. C'est en somme une phthisie commune à marche rapide : l'hémoptysie est rare, l'expectoration tardive, la fièvre modérée. C'est, au dire de Pidoux, une phthisie sèche, froide et sans réaction.

A côté des tuberculoses bacillaires vraies, il y a les pseudo-tuberculoses, par exemple la pseudo-tuberculose mucosique des gaveurs de volailles. La tuberculose zoogléique offre, non plus des bacilles, mais des microcoques libres ou réunis en zooglées. Signalons enfin la tuberculose produite par les œufs de divers nématodes ou par l'*aspergillus glaucus*, la pseudo-tuberculose d'Eberth, la fausse tuberculose bacillaire de Charrin et Roger.

10. — TRAITEMENT.

Le traitement de la tuberculose varie suivant la cause, l'évolution, la lésion anatomique, la période de la maladie; il varie encore suivant le sexe, l'âge, l'idiosyncrasie du malade. Certaines tuberculoses guérissent sans traitement; d'autres, par leur marche lente et bénigne, ne demandent qu'un traitement peu actif pour prolonger indéfiniment la vie du malade; une troisième catégorie a besoin d'une intervention radicale pour ne pas compromettre l'existence; enfin, une dernière catégorie exige des remèdes énergiques, sous peine de faire succomber le malade à brève échéance.

Les différents traitements des poitrinaires et de tous les tuberculeux sont puisés dans l'hygiène et la prophylaxie, dans la médecine et la matière médicale, dans la chirurgie, dans la bactériologie et dans la climatologie.

L'action des climats vient en premier lieu pour éloigner la phthisie des gens prédisposés, en admettant que la phthisie est le résultat de toutes les mauvaises conditions organiques qui nous sont transmises par nos parents et de celles que nous y avons ajoutées nous-mêmes par notre intempérance dans le travail et dans les plaisirs, par nos mauvaises habitudes, la tuberculose étant le dérivé de toutes les diathèses et l'aboutissant de toutes les maladies.

Aujourd'hui dans nos villes, il y a bien peu de parents jouissant d'une santé parfaite : d'ordinaire, le père est rhumatisant ou goutteux, la mère est atteinte de nervosisme ou d'anémie. Les enfants sont alors ou trop précoces ou paresseux d'esprit : ils sont généralement lymphatiques, beaucoup sont scrofuleux; presque tous sont sujets aux catarrhes du pharynx, de la trachée ou des voies digestives. Voilà un terrain tout préparé où le climat aura beaucoup d'action. Il faudra en même temps développer les poitrines

4

trop étroites, combattre le vice scrofuleux, fortifier tous les organes affaiblis.

La tuberculose éclôt rarement chez les enfants dans le climat méditerranéen, où l'air salin de la mer est si puissant pour stimuler les tempéraments lymphatiques. Ce climat, sans jouir du privilège de l'immunité, suffit grandement pendant l'hiver à titre d'agent préventif de la phthisie. Dans les climats de montagnes, qui conviennent si bien aux jeunes gens incomplètement développés, la mortalité est considérable chez les enfants en bas âge et ne les met pas à l'abri de la méningite, de la coqueluche, des maladies inflammatoires des voies digestives ou respiratoires.

Aux enfants chétifs, il faut la vie au grand air sans le danger d'un refroidissement inévitable. Le jeune homme, la jeune fille, dont les forces sont mal distribuées, dont la nutrition n'est plus en équilibre, supporteront bien l'air sec et froid de la montagne. L'homme fait se porte dans les stations excitantes ou calmantes suivant son tempérament. Le vieillard a besoin de la chaleur et du soleil; sous ce rapport, il se rapproche de l'enfant.

11. — TUBERCULOSE DES ANIMAUX.

De même qu'il y a parmi les hommes des individus qui jouissent d'une immunité remarquable vis-à-vis de la tuberculose, de même plusieurs espèces animales ne sont jamais atteintes par cette maladie. Certains cardiopathes et certains arthritiques parmi les hommes, les chèvres et les chiens parmi les animaux, présentent cette invulnérabilité en face du bacille de Koch. Vient ensuite la série des individus plus ou moins réfractaires à la tuberculose.

D'après M. Nocard, la tuberculose du cheval est très rare, elle peut revêtir deux formes cliniques distinctes : tantôt, c'est une tuberculose intestinale avec lésions ganglionnaires considérables où les bacilles pullulent en grand nombre; tantôt, fait bien plus rare, c'est une tuberculose pulmonaire, où les bacilles sont peu nombreux. Cette dernière prend la forme d'une phthisie fibreuse. Le suc virulent pris sur un cheval tuberculeux et injecté par inoculation intra-veineuse à deux ânes n'a produit aucune lésion tuberculeuse, mais une sorte d'intoxication générale à laquelle l'un a succombé au bout de dix jours et l'autre, n'ayant reçu que le quart de la dose du premier, a résisté plus longtemps. Le porc, dans les conditions ordinaires de la vie, semble bien moins sujet que d'autres animaux à contracter l'infection tuberculeuse naturelle. Pourtant, M. Moulé, de Paris, a observé un cas de tuberculose musculaire chez cet animal. Dans la masse profonde des muscles de la cuisse, le ganglion poplité était le siège d'une infiltration tuberculeuse, et, tout autour, le tissu conjonctif intermusculaire était parsemé de granulations miliaires. La recherche des bacilles et l'inoculation expérimentale ont démontré que ces nodules étaient bien de nature tuberculeuse. M. Veyssière a vu à l'abattoir de Rouen quinze porcs atteints de tuberculose intestinale; trois d'entre eux provenaient de chez les équarrisseurs et six de chez des laitiers des environs de Rouen. La tuberculose porcine est, en Hollande, un peu inférieure à la tuberculose des bovidés.

Comparativement au cobaye, le lapin devient difficilement tuberculeux : la tuberculose des poumons précède celle de la rate et souvent l'évolution de la maladie se fait avec lenteur. M. Jeannel a constaté que la tuberculose inoculée au lapin est déjà généralisée, c'est-à-dire absorbée et transformée en parasitisme microbique latent, dix minutes au moins après l'inoculation et vingt-quatre heures au plus. L'inoculation du virus tuberculeux dans la chambre antérieure de l'œil met deux mois pour se généraliser et atteindre les viscères, tels que le foie, la rate, les reins, les poumons.

Le cobaye se montre très sensible aux atteintes des bacilles de la tuberculose : en se basant sur les expériences de Gebhardt, on estime qu'il suffit de huit cents bacilles pour donner au cobaye une tuberculose mortelle. Cet animal, en effet, possède un système lymphatique d'une extrême réceptivité au bacille de Koch. D'après Verneuil, l'inoculation intrapéritonéale de matières suspectes chez le cobaye donne déjà, au bout de douze jours en moyenne, des lésions tuberculeuses très nettes.

Pour faire cette inoculation, M. Verneuil prend une pipette Pasteur chargée de produits suspects, venant de synovites, d'abcès, d'urines purulentes, et il l'introduit dans la cavité péritonéale après avoir rasé les poils de la paroi abdominale. Dès le dixième jour, il a constaté presque constamment sur la rate un semis de granulations tuberculeuses caractéristiques. Les ganglions voisins du lieu inoculé se gonflent bientôt. La marche des lésions expérimentales diffère complètement suivant que le virus inoculé vient de l'homme ou du bœuf. La matière du lupus même agit sur le cobaye, à la condition toutefois de l'inoculer dans le péritoine et spécialement sur l'épiploon, car, introduite dans le tissu cellulaire, cette matière donne parfois des résultats négatifs. Souvent, des cobayes sont devenus tuberculeux, sans doute grâce aux *ingesta*, par la cohabitation avec des cobayes tuberculeux, et l'autopsie faisait trouver des tubercules en grand nombre dans la rate et principalement dans le foie.

M. Bland Sutton, faisant un rapport à la Société de Pathologie de Londres sur la tuberculose des animaux sauvages vivant dans les jardins de la Société zoologique, en observation du mois d'octobre 1881 au 31 décembre 1884, a remarqué que, sur 303 quadrumanes décédés, 30 p. 100 ont succombé à des maladies de poitrine ; sur 583 mammifères, 5, soit 8.57 p. 1000 sont morts de la tuberculose pulmonaire, savoir : un porc-épic, un aï, un kinkajou, un lagotis et un agouti.

On a observé un seul cas de tuberculose généralisée, c'était chez un coatimondi. Il est à remarquer que tous ces animaux tuberculeux viennent de l'Amérique du Sud ou de la zone tropicale de l'Amérique du Nord. Ce dernier pays, que les zoologistes appellent « région néo-tropicale », diffère de toutes les grandes divisions zoologiques de la surface du globe par son étendue restreinte, par ses forêts luxuriantes, par son climat charmant, par la richesse et la variété de sa faune. C'est à ce pays que nous devons le cobaye ou cochon d'Inde. On a observé 12 cas de phthisie pneumonique, savoir 5 cas chez des singes et 7 cas chez des carnivores. Ainsi, malgré l'élasticité du mot « tuberculose », il faut croire que l'opinion est singulièrement erronée, puisque les cas de mort par tuberculose sont si peu fréquents chez les animaux sauvages vivant en captivité. Le Dr Gibbes, en examinant les poumons de ces animaux tuberculeux, a trouvé des quantités énormes de bacilles.

Les gallinacés, comme les poules, les faisans, sont extrêmement réfractaires à la tuberculose par ingestion. Les expériences de Straus et Wurtz ont établi que les poules nourries presque exclusivement avec des crachats et des poumons tuberculeux se maintiennent en parfait état : leurs plumes sont luisantes, leur crête est rouge, elles augmentent de poids. Deux poules qui avaient ingéré, à l'hôpital Saint-Antoine, l'une en un an 50 kilogrammes, l'autre en huit mois 28 kilogrammes de crachats tuberculeux, n'ont pas présenté à l'autopsie la moindre lésion tuberculeuse. La tuberculose se localise chez les gallinacés principalement sur le foie, l'intestin, la rate, les ganglions, les ovaires, plus exceptionnellement sur les poumons. Les lésions offrent tous les caractères histologiques propres à la tuberculose et sont surtout remarquables par la quantité prodigieuse des bacilles. De son côté, M. Cagny, de Senlis, a observé que les poules d'une basse-cour, après avoir avidement picoré les crachats d'un tuberculeux, ont maigri et ont présenté à l'autopsie un foie tout farci de tubercules.

12. — TUBERCULOSE DES BOVIDÉS.

La tuberculose des bovidés a une double importance, puisqu'ils nous fournissent leur lait et leur viande. Elle se présente sous deux formes cliniques : 1° la tuberculose ganglionnaire, parfois difficile à reconnaître, car elle peut exister d'une façon indépendante et ne déterminer que des phénomènes de compression sur les organes voisins; 2° la tuberculose pulmonaire chronique, qui est caractérisée dès le début par la tuméfaction des ganglions rétro-pharyngiens, les mouvements respiratoires sont généralement irréguliers pendant l'inspiration, on entend un bruit rude de frottement en auscultant les parois thoraciques, comme si on promenait le pouce sur un tambour de basque. Grissonnanche a constaté que la percussion des côtes est douloureuse et provoque souvent la toux. Pour poser le diagnostic de la tuberculose des bovidés, il est bon de savoir que, chez ces animaux, les autres maladies du poumon ou de la plèvre sont extrêmement rares, sauf la péri-pneumonie contagieuse. De plus, on peut recourir à l'examen microscopique des produits morbides de sécrétion ou aux inoculations sur le cobaye. Quelques jours après l'inoculation hypodermique sur cet animal, on peut extirper les ganglions voisins du point d'inoculation et rechercher la présence des bacilles ou encore attendre vingt à vingt-cinq jours et sacrifier l'animal qui offrira alors les lésions de la tuberculose expérimentale. Il y a aussi, chez les bovidés, des tuberculoses articulaires : l'inoculation expérimentale a fait constater la nature tuberculeuse d'une lésion de l'articulation huméro-radiale chez un de ces animaux. Les tubercules en grappes nombreuses à l'extérieur avaient proliféré et, en pénétrant dans le tissu médullaire de l'humérus, ils l'avaient transformé en un véritable stroma fibreux.

Les bovidés sont atteints de la tuberculose, sur le territoire de la Hollande, dans la proportion de 5 p. 1000. En Belgique, d'après van Hersten, il y a dix vaches tuberculeuses p. 1000 et, bien que la tuberculose héréditaire soit rare chez les bovidés, 1.5 veaux tuberculeux p. 1000. Bang, de Copenhague, assure que, dans le Danemark, 10 p. 100 des animaux sont tuberculeux; mais, ajoute-t-il, leur viande est bien souvent saine et joue un rôle très secondaire dans la propagation de la tuberculose parmi les races humaines. Villain a trouvé généralement 6 animaux phthisiques p. 1000 aux abattoirs de la Villette et de Grenelle. M. Alexandre, chef du service sanitaire du département de la Seine, a constaté que, en 1888, on a reconnu malades à l'autopsie 124 sur 24,724, soit 5.05 p. 1000 animaux de provenances diverses, en mauvais état et conséquemment suspectes. M. Alexandre a aussi trouvé que, pendant les cinq derniers mois de 1888, il n'y avait que 12 vaches tuberculeuses sur 2,500 provenant des étables de la Seine et entrées dans les abattoirs de Paris. Dans les étables des Hautes Vosges, dit M. Spillmann, de Nancy, 30 à 40 p. 100 vaches succombent à la phthisie et leur viande, achetée à bas prix, est expédiée dans les villes voisines pour être livrée à la consommation. A Bordeaux, M. Baillet n'a trouvé, sur 22,000 têtes de bétail, que 40 bêtes, soit 1.81 p. 1000, qui fussent tuberculeuses; près de la moitié des animaux tuberculeux avaient des lésions généralisées.

M. Robois, de Paris, a constaté dans son district sanitaire 9 décès par tuberculose sur 290 autopsies de vaches laitières, soit 3.10 p. 100; ainsi la tuberculose est moins fréquente dans les vacheries de Paris qu'on ne le croit généralement. Et sur ces 9 vaches tuberculeuses, 1 était de race normande, 3 de race flamande et 5 hollandaises. Peut-être y aurait-il une corrélation entre la fréquence de la tuberculose et l'aptitude de certaines races à être bonnes laitières? Les vaches de Normandie, celles qui appartiennent à la variété cotentine, sont très appréciées pour leur lait, dont la quantité est en moyenne de 10 litres par jour et le double les premiers jours après le vêlage. La race flamande est moins bonne laitière, mais un peu meilleure beurrière. La vache de Hollande se recommande par la grande quantité de son lait, qui est de 12 litres en moyenne par jour; mais ce lait est de qualité très inférieure.

M. Bollinger, de Munich, affirme que, chez les vaches tuberculeuses, le lait contient une véritable émulsion de cellules migratrices plus ou moins bacillifères. Et dans le le cas où le pis est atteint de tuberculose, dit-il, le lait contient jusqu'à plusieurs millions de bacilles par centimètre cube, c'est-à-dire qu'il est à peu près aussi infectieux que les crachats des phthisiques. Or, avec un hématomètre, on a établi que le nombre des bacilles contenus dans un centimètre cube de crachats non dilués est de 81,900,000. La mammite tuberculeuse débute par une tuméfaction diffuse, à évolution très longue, d'une partie de la mamelle: celle-ci sécrète d'abord un lait d'apparence normale, qui prend plus tard l'apparence d'un sérum jaunâtre; le liquide sécrété n'est presque jamais purulent. La présence des bacilles dans le lait est assez rare, même chez les vaches foncièrement tuberculeuses, tant que la mamelle n'est pas atteinte. Il en est de même des femmes phthisiques: ainsi, pas une seule fois le lait ne s'est montré virulent sur huit femmes poitrinaires en observation. Gebhardt indique comme fournissant un lait infectieux 55 p. 100 vaches tuberculeuses ou perlières. Et le nombre des vaches perlières, d'après Sonnenberger, de Worms, s'élève dans certaines régions de l'Allemagne au chiffre de 60 p. 100. Bang a, en 1881, réuni trente cas de tuberculose de la mamelle chez la vache et a constaté la présence d'une grande quantité de bacilles dans le lait.

Si la tuberculose est transmissible d'homme à homme, elle se transmet également du bœuf à l'homme : un vétérinaire de Weimar, M. Moses, s'est blessé en 1885 en pratiquant l'autopsie d'une vache tuberculeuse. La plaie guérit, mais une ulcération tuberculeuse se produisit au niveau de la cicatrice. En 1886, M. Moses était déclaré tuberculeux et il succombait deux ans plus tard. Bien plus, d'après Brush, la tuberculose sévit surtout dans les régions du globe où l'on pratique l'élevage de la race bovine dans le but d'obtenir de meilleures vaches laitières. Dans les régions où il y a des vaches, dit-il, il y a de la phthisie et dans celles où il n'y a pas de vaches, il n'y a pas non plus de phthisie. Enfin, il ne craint pas d'affirmer que 50 p. 100 des vaches laitières sont tuberculeuses.

MM. Texier et Cochez[1], après une observation de plusieurs années dans le nord de l'Algérie, affirment que la tuberculose y est extrêmement rare ; elle est même exceptionnelle chez les animaux indigènes, on ne la rencontre que chez les bovidés amenés d'Europe. Mais Lydtin, vétérinaire badois, conclut, dans un mémoire très complet, que la tuberculose bovine est, comme la tuberculose humaine, une maladie de tous les pays, se développant et se propageant d'autant plus aisément qu'elle sévit dans un climat plus chaud.

1. *Études expérimentales et cliniques sur la tuberculose*, publiées sous la direction de M. le professeur Verneuil, 2e fasc. Paris, 1888.

LIVRE PREMIER

CLIMATOTHÉRAPIE

> « On arrive à guérir la phthisie soit en changeant l'organisme par la thérapeutique, soit en changeant le climat par la migration. »

CHAPITRE PREMIER

CONDITIONS CLIMATÉRIQUES ET TOPOGRAPHIQUES. VOYAGES EN MER

Les trois éléments qui constituent le climat sont, d'après Hippocrate, l'atmosphère, le sol et les eaux. En effet, sous le nom de climat, on comprend généralement l'ensemble des conditions atmosphériques et topographiques qui caractérisent une localité par leur influence sur les êtres vivants. Ces conditions sont la température moyenne annuelle, les maxima et les minima des températures estivale et hivernale, l'humidité de l'air, la quantité et la fréquence des pluies, la direction et l'intensité des vents, le nombre des orages, la pression barométrique, la sérénité du ciel, la lumière diffuse ou solaire, l'ozonométrie, la nature du sol et du sous-sol, l'activité de la végétation, la nappe d'eau souterraine.

Depuis près d'un siècle, des statistiques ont établi que

l'influence du climat sur la mortalité est très puissante[1]. La moyenne de la durée de la vie est de 1 décès sur 41.1 individus dans le nord de l'Europe, dit Hufeland[2], sur 40.8 au centre de l'Europe, sur 33.7 au midi. Non seulement la mortalité est moindre dans les contrées du Nord, mais c'est là aussi qu'il faut chercher les plus nombreux cas d'hommes vivant au delà de cent ans. Pourtant un froid excessif tue en peu de temps, comme celui de l'Islande et du nord de la Sibérie. De même, en Hollande, pays humide et marécageux, la mortalité est plus forte que dans toute contrée sèche et sablonneuse.

La distribution topographique de la tuberculose observée, en 1888, dans l'armée française, obéit à certaines lois bien précises et montre toute l'importance qu'on peut attribuer au climat dans le traitement de cette maladie. Les régiments d'Algérie et de Tunisie présentent constamment deux ou trois fois moins de tuberculeux que les régiments de l'intérieur de la France, et néanmoins l'élément arabe des corps indigènes présente, vis-à-vis de la tuberculose, une vulnérabilité excessive. La région du Midi est ensuite la plus favorisée. Viennent enfin les corps d'armée, qui sont dans les conditions des climats d'altitude, comme celui de Lyon comprenant la Savoie et le Dauphiné, celui de Besançon, celui de Clermont-Ferrand. Au contraire, les corps d'armée de la Manche et de l'Océan se montrent infestés de tuberculose au plus haut point : ceux de Lille, d'Amiens, de Caen, de Rennes et de Nantes. Pourtant, il est à remarquer que la mortalité générale des régiments du Nord est bien inférieure à celle des régiments du Midi[3].

On a classé les climats d'après la moyenne annuelle de leur température en sept groupes : climat brûlant, dont la

1. Easton. *On human longevity*. Londres, 1799.
2. Hufeland. *Makrobiotik oder die Kunst das menschliche Leben zu verlaengern*. Iéna, 1796.
3. *Statistique médicale de l'armée*, année 1888.

moyenne annuelle est entre 28 et 25 degrés; climat chaud, entre 25 et 20 degrés; climat doux, entre 20 et 15 degrés; climat tempéré, entre 15 et 10 degrés; climat froid, entre 10 et 5 degrés; climat très froid, entre 5 et 0 degré; climat glacial, au-dessous de 0. Cette division nous semble un peu compliquée, trop mathématique même, pour des observations cliniques et thérapeutiques. Nous lui préférons donc celle-ci, qui est plus simple et plus en rapport avec les effets physiologiques des climats, puisqu'elle est basée sur la différence entre les moyennes thermométriques estivale et hivernale : les climats sont ou constants, ou tempérés ou excessifs.

Le climat est constant, quand la différence entre les moyennes estivale et hivernale est d'environ 5 degrés. L'île de Singapoure (Inde) a une température annuelle moyenne de 26°,7 ; la différence entre les moyennes des deux saisons, hiver et été, est de 2 degrés seulement ; c'est un climat constant. La Havane, sous le tropique du Cancer, a une moyenne annuelle d'environ 25 degrés, avec une différence de 5°,1 entre la température moyenne de l'été et celle de l'hiver : même climat. A Madère, où la température estivale est de 21°,1 et la température hivernale de 16°,3, où la différence thermométrique entre les deux saisons est de 4°,8, on trouve le climat *idéal et parfait ;* c'est encore un climat constant. Dujat a affirmé, il y a longtemps, que la phthisie y était fréquente ; plus récemment, un médecin anglais a déclaré que la statistique des malades envoyés à Madère donne moins de succès que celle des poitrinaires traités à l'hôpital Brompton. Une température trop égale serait donc plus funeste qu'utile aux tuberculeux.

Le climat tempéré a une différence de 15 degrés environ entre les moyennes des deux principales saisons. Paris peut servir d'exemple : 18°,1 en été ; 3°,3 en hiver, soit une différence de 14°,8. Le climat méditerranéen est tempéré, le climat des Alpes est tempéré, ainsi que le climat de toutes les stations sanitaires où l'on envoie les tuberculeux. C'est en somme celui qui convient le mieux aux poitrines malades. Mais, disons-le après Malte-Brun, la tuberculose est aussi particulièrement et proprement une maladie des climats tempérés.

Le climat est excessif quand la différence entre l'été et l'hiver atteint ou dépasse même 25 degrés. Moscou (Russie) en est le type : l'été a une moyenne de + 18°,4 ; l'hiver de — 9°,1; différence : 27°,5. Iakoutsk (Sibérie) a — 18°,9 en hiver et + 17°,2 en été; différence : 36°,1. Ces contrées à climat excessif, mais habituellement froides, ne sont point signalées comme donnant le plus grand nombre de tuberculeux.

1. — AGENTS MÉTÉOROLOGIQUES.

Le seul météore qui agisse manifestement et diversement sur la santé, c'est la **température**. Les autres éléments, comme la pluie, la pression barométrique, etc., n'interviennent que secondairement, suivant qu'ils contribuent à abaisser ou à élever le degré du thermomètre.

Pour apprécier les effets du froid sur l'organisme, on doit moins tenir compte de la température moyenne que des grands abaissements thermométriques. L'espèce humaine offre quelque analogie avec ces espèces végétales qui supportent sans souffrir nos hivers de moyenne intensité, mais qui périssent en quelques heures, si la température tombe au-dessous d'un certain chiffre. C'est aux alentours de 0 degré dans nos climats que le danger commence pour l'homme et il n'est même pas besoin d'un plus grand abaissement du thermomètre[1]. On considère comme meurtriers pour les phthisiques les climats de la Russie septentrionale,

1. Clément. Des constitutions médicales, *Lyon médical*, 1889.

de la Suède et de la Norvège, à raison de leur basse température. Les poitrinaires ne pouvant vivre dans les régions glaciales à cause de l'air froid qui les tue, il est logique que la phthisie soit rare dans les contrées polaires. Pendant le rigoureux hiver de 1890-1891, la mortalité à Paris ne s'est élevée au-dessus de la moyenne, élévation due aux affections des voies respiratoires, que pendant la troisième semaine qui a suivi l'abaissement de la température; elle a diminué dès la première semaine qui a suivi le dégel.

En général, la température dépend de la latitude, de l'altitude, de la direction des vents et de la proximité des mers. Parlons de la *latitude*.

L'obliquité des rayons solaires, la durée du temps que le soleil est au-dessus de l'horizon influent puissamment sur le mouvement de la température. Plus les rayons du soleil sont obliques, moins il va de chaleur dans un espace donné. D'autre part, quand les nuits sont beaucoup plus courtes que les jours, le soleil se tient longtemps au-dessus de l'horizon et il en résulte une accumulation de chaleur qui va chaque jour croissant. Aussi, les jours les plus chauds dans l'Europe méridionale ne sont pas ceux du solstice d'été, où le soleil est le plus ardent, où ses rayons se rapprochent le plus de la verticale; mais ceux qui suivent le solstice en juillet et en août, à l'époque où l'accroissement de la chaleur arrive à son maximum, en un mot tant que la recette du calorique de la journée l'emporte sur la dépense du calorique de la nuit. *Vice versa*, l'époque la plus froide n'est pas non plus le mois du solstice d'hiver, mais le mois suivant, puisque la déperdition de chaleur va toujours en augmentant.

Sous l'équateur, la température est à la fois très uniforme et très élevée. Le soleil envoie toujours perpendiculairement ses rayons sur quelques-uns des points de la zone torride. Cette zone, on le sait, va du tropique du Cancer au tropique du Capricorne, 23°27'38" au nord et au sud de l'équateur. Bien que la température y soit partout très élevée, elle est pourtant moins élevée près de l'équateur que sous les tropiques proprement dits. La végétation y est très active; mais des périodes alternatives de grandes pluies et de sécheresses en rendent le séjour dangereux aux Européens.

Plus on s'éloigne de l'équateur et surtout des tropiques, plus la température devient basse et variable. La plupart des stations sanitaires qui conviennent aux tuberculeux sont comprises entre le 30° et le 45° de latitude. C'est dans cette zone que la chaleur est le mieux appropriée au fonctionnement de nos organes. Dans la zone tempérée, on a constaté qu'il faut avancer de 185 kilomètres vers le Nord pour faire descendre le thermomètre d'un degré. Mais cette règle n'est pas absolue. A latitude égale, le climat peut varier : Nancy, Strasbourg et Belfort sont plus froids que Paris. Bien plus, on trouve, malgré les latitudes, Paris plus chaud que Lyon.

Les zones tempérées, que les rayons solaires éclairent toujours d'une manière plus ou moins oblique et jamais perpendiculairement, ont une chaleur modérée; les jours de pluie et de beau temps y sont moins continus. Aussi, ces zones sont-elles plus favorables à l'habitation de l'homme que la zone tropicale. Les zones tempérées vont, on le sait également, au nord et au sud de l'équateur jusqu'au 66°32'22" de latitude. Au delà, se trouvent les deux zones glaciales, arctique et antarctique : le froid y est très intense, parce que les rayons du soleil, quand ils y arrivent, sont très inclinés. Dans la zone glaciale arctique, le soleil brille longtemps en été sans se coucher; en hiver, il est longtemps sans y paraître. L'inverse a lieu dans la zone antarctique.

L'*altitude*, c'est-à-dire la hauteur au-dessus du niveau des mers, imprime à la température un abaissement plus rapide que celui de la latitude, puisque une élévation de

150 mètres, d'autres disent 180 mètres, suffit pour faire descendre le thermomètre d'un degré dans la zone tempérée. Les causes de la basse température dans les hautes régions sont : la raréfaction de l'air, la diminution de son pouvoir absorbant, l'isolement du sol par les neiges ou les glaces, le grand pouvoir diathermane des gaz, la diminution de pression barométrique et la dilatation considérable de l'air chaud qui s'élève du sol. La plus élevée de toutes les stations sanitaires fréquentées par les phthisiques se trouve dans les Andes à une altitude de près de 3,500 mètres.

Nous pouvons citer ici les observations de M. Charles Martins au sujet de l'altitude. Pendant la nuit, le froid diminue à mesure qu'on s'élève jusqu'à une certaine hauteur. Le plus rapide accroissement de température, quand on s'élève, a lieu dans les nuits sereines. Il est souvent presque nul dans les nuits couvertes. A Montpellier, les nuits sereines de toute une année ont présenté un accroissement moyen de 5°,56 pour 50 mètres d'élévation et les nuits couvertes 1°,07 seulement. Pendant un hiver et par des températures inférieures à 0 degré, l'accroissement, à 50 mètres d'élévation, a été en moyenne de 4°,70 pour les nuits sereines et de 1°,47 pour les nuits couvertes.

Cet accroissement commence à être très rapide à partir du sol, mais il est moins prononcé à partir d'une certaine hauteur. L'accroissement nocturne moyen pour toutes les nuits a été de 3°,89 par 50 mètres et de 1°,91 pour les 6 premiers mètres. Cet abaissement de température à la surface du sol explique ce léger brouillard qui la couvre parfois. Les deux causes réunies, froid et humidité, ont une influence pernicieuse bien connue sur la santé et particulièrement sur les voies respiratoires. Ces observations sont utiles surtout pour apprécier les effets des divers étages des maisons et des hôpitaux.

La *direction des vents* influe puissamment aussi sur la température d'un lieu. Les vents participent toujours des contrées qu'ils ont traversées. Les études faites récemment par les observatoires de montagnes sur les températures des cyclones et des anti-cyclones prouvent, comme on le pensait autrefois, que l'air est ascendant pendant une tempête et que le mouvement ascensionnel est produit par une élévation de la température des régions supérieures comparativement à celle des régions inférieures. Ils font sensiblement baisser le thermomètre. Le caractère de certains vents change avec la saison. Dans l'Europe occidentale, le vent d'Est est froid l'hiver, chaud l'été. Dans les pays méridionaux, le vent abaisse la température accidentellement dans la journée et régulièrement au coucher du soleil.

L'Europe se trouve entre une glacière formée par les régions polaires et une fournaise qui est le désert du Sahara. Les vents des montagnes de Norvège vont jusqu'à Rome et même jusqu'à Alexandrie et au Caire. Le mistral va en Algérie porter la pluie aux régions de la plaine et la neige aux montagnes. De même, les vents du Sahara vont se faire sentir jusqu'à Saint-Pétersbourg.

La *proximité de la mer* tend à élever la température de l'air et à la rendre plus uniforme. Dans la zone tempérée, la différence de température entre le maximum et le minimum d'un jour ne dépasse pas 2 ou 3 degrés en mer, tandis que sur les continents cette différence peut aller jusqu'à 12 et 15 degrés. Sur les continents, loin de la mer, les minima de l'hiver sont bien plus bas et les maxima de l'été sont bien plus élevés, les pouvoirs absorbant et émissif des grandes masses de terre étant plus forts que ceux des grandes masses d'eau. Dans les îles, l'uniformité de la température est très sensible, même pendant les plus fortes chaleurs. Aussi, la température d'une contrée est d'autant plus égale et plus uniforme que l'influence de la mer s'y fait plus librement sentir.

La mortalité par phthisie baisse à la suite des élévations du thermomètre dans la saison froide ou par le fait de son abaissement dans la saison chaude. Les retours du froid au printemps, de même que les intempéries de l'arrière-saison, sont particulièrement nuisibles aux tuberculeux qui trouvent, en résumé, de juillet à septembre, pour les climats du nord de l'Allemagne, les conditions les plus favorables à leur état de santé[1].

Après avoir observé 9,000 phthisiques dans le cours de vingt années, M. Dettweiler, de Falkenstein, en est arrivé à attacher relativement peu d'importance aux agents météorologiques, quand les phthisiques sont soumis au traitement rationnel du sanatorium. On peut affirmer, dit-il, que la phthisie pulmonaire est curable dans tous les climats, excepté dans les climats extrêmes; mais les changements météorologiques propres au climat tempéré du centre de l'Europe sont surtout sans influence marquée sur la marche de la tuberculose.

D'aucuns ont dit que l'**humidité** de l'air est sans effet sur la mortalité générale. Une statistique de Lombard, de Genève, semble prouver qu'elle a une influence heureuse sur les poumons. Sur 1,000 phthisiques, les ouvriers dont la profession s'exerce dans un air sec et chaud en comptent 128, les ouvriers travaillant en plein air 80, les professions qui s'exercent à l'air humide 39. Comme le démontre cette statistique, l'air humide est bien préférable à l'air sec et chaud, puisque la fréquence de la tuberculose y est plus de trois fois moindre. Dans un autre ordre d'idées, les statistiques de Finkelburg démontrent que l'humidité du sol au printemps offre des conditions favorables au développement et à la dispersion des bacilles tuberculeux.

A propos de l'état hygrométrique de l'air et de son action sur les poitrinaires, on a partagé ceux-ci en deux groupes :

1. Goldberg. Der Einfluss des Witterungsganges auf vorherrschenden Krankheiten und Todesursachen *Ergänzungsheft zum Centralblatt für allgem. Gesundheitspflege*, t. II, 6, 1889.

les éréthiques ou nerveux et les atoniques ou lymphatiques. Aux poitrinaires éréthiques, on a recommandé une atmosphère humide et calme; aux constitutions atoniques, il faut un air sec. Les climats humides peuvent encore convenir aux phthisiques, quand il n'y a pas lieu de craindre l'alanguissement des fonctions digestives ou la prolongation d'une diarrhée déjà existante. Leur indication est donc bien déterminée. L'air sec stimule les fonctions intestinales en exerçant sur la peau une heureuse dérivation. De plus, l'air sec favorise l'excrétion de la vapeur d'eau par la surface pulmonaire et par la surface cutanée au moyen de la perspiration insensible. Cette vapeur d'eau entraîne avec elle une quantité de principes excrémentitiels, la respiration se fait mieux et devient une importante fonction de dépuration, l'expectoration bronchique est de beaucoup facilitée; enfin, les névralgies elles-mêmes sont heureusement influencées.

Toutes les fois que la peau ou les poumons absorbent beaucoup d'eau de l'humidité de l'air, ou bien que cette eau est portée dans la circulation par l'usage trop prolongé d'une alimentation liquide, lorsqu'en même temps les sécrétions ne sont pas assez abondantes pour rétablir les proportions normales des parties solides du sang, la quantité proportionnelle de ces parties est diminuée, et par suite le mouvement de la composition organique, des échanges nutritifs, de la nutrition intime des tissus se trouve altéré. La sécrétion de la bile en souffrira principalement et la masse sanguine prendra en quelque sorte des qualités bilieuses. Tout cela est bien prouvé par les hépatites et autres maladies qui attaquent les Européens lors de leur acclimatement dans les contrées tropicales[1].

Les *pluies* abaissent constamment le chiffre de la mortalité. Elles tempèrent les saisons, relevant la température en hiver, l'abaissant en été. Au reste, pendant les périodes

1. Schultz. *Hufeland Journal der pract. Heilkunde*, mars 1838.

pluvieuses, comme l'a démontré d'une manière péremptoire M. Miquel, le chiffre des bactéries de l'air devient extrêmement faible, tandis qu'il est au maximum pendant la sécheresse. Les pluies ont ainsi sur l'atmosphère une action doublement bienfaisante pour les tuberculeux.

Le vent est une des causes les plus actives pour refroidir l'organisme: une simple comparaison le fera comprendre. Des vases en argile poreuse appelés *alcarazas* servent dans les pays chauds à faire refroidir l'eau qu'on y renferme. A cet effet, on les expose à l'air, et la soustraction graduelle du calorique amène un froid voisin de la congélation. Or, la surface cutanée du corps humain est criblée de milliers de pores où vient perler la sueur et où s'opèrent les phénomènes d'évaporation qui, enlevant peu à peu sa chaleur à l'organisme, peuvent produire un froid intérieur excessif et même le frisson, outre les conséquences du refroidissement. D'autre part, les vents ne peuvent qu'être nuisibles aux phthisiques: ils irritent les bronches par le choc même du courant d'air et, par les poussières qu'ils entraînent, ils impressionnent péniblement le système nerveux, enfin ils fatiguent beaucoup l'économie comme agent mécanique.

Parmi les vents périodiques, on cite les *brises* qui s'observent sur les côtes maritimes et affectent deux directions opposées dans le cours d'une même journée. La *brise de mer* souffle le matin, quelque temps après le lever du soleil. La terre s'échauffe plus vite que la mer sous l'influence des rayons solaires, il s'établit alors au-dessus de la terre une colonne d'air ascendante qui appelle l'air de la mer. Dans la zone tempérée, la brise de mer est surtout sensible pendant l'été. Elle diminue vers trois ou quatre heures du soir et cesse au coucher du soleil. Alors survient la *brise de terre* ou brise du soir, qui dure jusqu'au lever du soleil. Avec la première, les marins entrent dans le port; avec la seconde, ils en sortent. La terre se refroidit plus vite que la mer, l'air de la côte déjà rafraîchi descend et fait monter l'air de la mer encore chaud. Les *moussons* s'observent surtout dans la mer des Indes. Ils soufflent six mois dans un sens et six mois dans le sens opposé. La *mousson du printemps* commence au mois d'avril, c'est-à-dire à l'époque où la température moyenne du continent s'élève au-dessus de celle de la mer. C'est donc un vent de mer. Elle souffle jusqu'au mois d'octobre. Alors survient la *mousson d'automne* qui souffle du continent, tant que la température moyenne du sol décroît plus vite que celle des mers. A cause de la configuration des mers et des continents voisins, la première, du moins dans la mer des Indes, vient du Sud-Ouest; la seconde, du Nord.

Le *mistral*, dans le midi de la France, est un vent de nord-ouest. Les plaines basses et sablonneuses de la Crau, de la Camargue et des Bouches-du-Rhône, échauffées par le soleil ardent de l'été, déterminent une ascension des couches d'air qui les touchent et un appel continu de l'air des régions voisines. Cet air, qui vient du Nord et de l'Ouest, particulièrement du Plateau central, s'est refroidi et a laissé une partie de son humidité sur les hauteurs du Cantal et de l'Auvergne. Il entre dans des régions plus chaudes et par là se trouve très éloigné de son point de saturation; aussi, est-ce le vent le plus desséchant de l'Europe. Il n'est pas besoin d'ajouter que le mistral est très dangereux pour les phthisiques.

La pression barométrique, comme l'affirme M. Clément, fait ressortir une augmentation de la mortalité sous l'influence des hautes pressions et une diminution dans le cas contraire. D'après les expériences de Paul Bert, les modifications de la pression barométrique n'agissent pas sur les corps vivants d'une manière mécanique ou physique, mais d'une façon chimique : l'oxygène devient délétère sous une forte pression. Quoiqu'il en soit, son action est complexe sur l'organisme humain : les dépressions barométriques brusques affectent généralement toutes les fonctions en variant l'état électrique et l'état hygrométrique de l'air: elles produisent des palpitations nerveuses, des embarras gastriques, etc. Elles mettent beaucoup de phthisiques fort mal à l'aise, font éclore de nouvelles poussées tuberculeuses et de nouvelles complications. Le phthisique, c'est vrai, peut vivre à des altitudes diverses; mais le Dr Lombard a remarqué que les cas de tuberculose pulmonaire augmentaient avec l'altitude, certains médecins russes envoient les poitrinaires dans les lieux bas pour y respirer un air plus dense; enfin nous n'avons trouvé nulle part que les mines, malgré leur forte pression barométrique, fussent des officines de tuberculose.

La **lumière solaire**, disait Koch au dernier Congrès international, a une action destructive sur les bacilles de la tuberculose. Suivant l'épaisseur de la couche de la culture exposée au soleil, les bacilles sont tués dans un temps variant de quelques minutes à quelques heures. La **lumière diffuse** a elle-même une action semblable, mais plus lente. Des cultures exposées au jour, à une fenêtre, sont tués en cinq à sept jours. Au reste, toutes les bactéries ont besoin d'humidité et d'obscurité pour se développer. D'un autre côté, l'action de la lumière diffuse ou solaire révèle un rapport très net entre la durée de l'insolation et la diminution de la mortalité.

La quantité des rayons solaires avec leurs effets calorifiques, lumineux et chimiques, dépend de l'obliquité des mêmes rayons, de l'orientation des surfaces, de leur pouvoir absorbant, de la transparence très variable de l'air pour la chaleur lumineuse, de ce qu'on appelle son pouvoir diathermane. Or celui-ci varie avec l'état hygrométrique de l'air, avec les changements plus ou moins grands de température propre et de densité des couches superposées, avec leur état de repos ou de mouvement, avec l'état variable qu'affecte l'eau que l'air contient soit en vapeur transparente, soit en vapeur à demi condensée ou vésiculaire, soit sous forme de cristaux microscopiques de glace.

Les rayons lumineux et chimiques du soleil exercent une action directe sur le travail moléculaire qui constitue la nutrition intime des tissus. « Là où n'entre pas le soleil, entre la maladie », disent les Méridionaux; ou encore, selon le dicton italien : « Toutes les maladies viennent à l'ombre et se guérissent au soleil. » Ensuite la lumière solaire contribue activement à la destruction des germes. Là où un rayon de soleil a séjourné quelque temps, on trouve des milliers de germes à l'état de cadavres et, bactériologiquement parlant, l'air est par le fait même purifié. Le soleil, en effet, est certainement l'agent le plus important après l'air dans une station climatérique hivernale. Pour être habitable l'hiver, une station sanitaire doit en premier lieu présenter en moyenne un jour au moins de soleil sur deux, et en second lieu être exposée de manière à recevoir le soleil pendant au moins six heures de la journée pour les jours les plus courts, soit de neuf heures du matin à trois heures du soir.

S'il est urgent de rechercher le soleil, il est prudent de se mettre à l'abri de son irritation sur la muqueuse pituitaire, sur la conjonctive, d'éviter la céphalalgie qu'il provoque parfois, d'en tempérer l'usage dans les premiers temps pour empêcher l'insomnie et la surexcitation nerveuse qui frappent les sujets très sensibles. Il faut également se prémunir contre le passage trop brusque du soleil à l'ombre, où l'air reste souvent âpre et rude, bien capable sans doute d'occasionner des refroidissements. On évite ces refroidissements en se couvrant avec des vêtements chauds et en masquant sa bouche avant de traverser les endroits placés dans l'ombre. Il faut aussi rentrer avant le coucher du soleil et ne ressortir, si l'on y trouve quelque utilité, que deux heures plus tard, car, au moment de la disparition de l'astre du jour, les couches d'air surchauffées subissent un refroidissement tel que la vapeur se condense et tombe sous forme de rosée. Le coucher du soleil impressionne désagréablement les personnes sensibles même à l'intérieur des appartements; les névralgies se réveillent, les frissons et la fièvre s'accusent. Tous les phthisiques ressentent vivement pendant l'hiver l'action bienfaisante du soleil, ce sont eux surtout qui trouvent bon le mot de Pline : *Sol est remediorum maximum*.

Quand le soleil apparaît, la joie revient, la respiration est soulagée, l'appétit augmente, les forces renaissent, on est dominé par le désir impérieux de sortir, de vivre au dehors. La fièvre vespérale des tuberculeux finit même par céder. La chaleur solaire active toutes les fonctions, accélère le mouvement du sang, augmente les échanges respiratoires au niveau des poumons, rétablit la circulation périphérique et débarrasse les organes intérieurs d'un sang stagnant et chargé de principes excrémentiels.

Quel modificateur plus puissant que le soleil avec ses *rayons calorifiques*, lumineux et chimiques! La chaleur du soleil, quand elle n'est pas affaiblie par les brouillards ni par toute autre cause, atteint jusqu'à 50 degrés mesurés pour la radiation calorifique à l'atmomètre de Piche, en hiver, dans les stations alpestres, et les malades se promènent à l'air habillés de vêtements d'été. Les rayons qui arrivent aux stations de plaine bien exposées au soleil et jouissant d'un ciel habituellement serein, après avoir laissé une partie de leur chaleur aux couches d'air plus épaisses qu'ils ont traversées, ont une radiation calorifique moindre, bien que encore très considérable; mais les couches d'air inférieures étant plus denses sont meilleurs conducteurs de la chaleur et répandent la chaleur même à l'ombre, ce qui n'a pas lieu sur les hautes montagnes.

Les *rayons lumineux* contribuent plus encore à activer la vie. La lumière agit chimiquement : elle commande la végétation, stimule et vivifie les animaux; elle colore les plantes, assombrit le plumage des oiseaux et le poil des animaux, pigmente et hâle la peau de l'homme. La lumière rougit le sang des chlorotiques comme elle colore les plantes étiolées. On trouve en effet entre la chlorophylle des plantes et l'hémoglobine des animaux les plus étroites relations : toutes deux sont des agents respiratoires des êtres vivants, animaux et végétaux; toutes deux aussi perdent ou augmentent leur coloration selon la quantité d'oxygène qu'elles absorbent. Le soleil, par sa lumière, augmente la quantité de chlorophylle chez la plante et simultanément, proportionnellement, la quantité d'hémoglobine chez l'homme. Les recherches de Hayem et de Malassez sur le dosage de l'hémoglobine, et respectivement de la richesse du sang, nous ont appris qu'un sang riche en globules sanguins peut être pauvre en matière colorante et moins apte à la fonction respiratoire qu'un sang dont les globules sanguins sont relativement peu nombreux, mais d'un titre colorant très élevé.

Les *rayons chimiques* complètent et achèvent la transformation chimique préparée sous l'influence de la chaleur et commencée par l'action de la lumière. Mais il faut une habitation bien exposée aux rayons solaires, il faut un séjour prolongé et quotidien au soleil; cette action ne se fait pas sentir à distance. L'effet chimique des radiations lumineuses se fait au point même qu'elles frappent ; ni l'air ni le vent ne les transportent au loin. L'air s'échauffe par le rayonnement d'un sol exposé à l'ardeur du soleil, mais il ne paraît point devenir chimiquement actif sous l'influence des rayons de cet astre. Il n'y a donc pas de vent chimique comme il y a des vents chauds. L'effet des rayons actifs s'épuise sur place[1].

La sérénité du ciel[2] est très importante par l'influence

1. Radau. *La lumière et les climats*, 1877.
2. De Humboldt. *Fragments de climatologie et de géologie asiatiques.*

qu'elle exerce non seulement sur le rayonnement du sol, sur le développement des tissus organiques dans les végétaux et la maturation des fruits; mais aussi sur l'ensemble des sensations morales de l'homme.

On sait bien peu de chose sur **l'état électrique** et sur l'état ozonométrique de l'atmosphère. L'état électrique doit présenter des variations peu considérables sous peine de communiquer à l'air des propriétés irritantes.

L'**ozone** ne commence à avoir un résultat sur les bactéries que quand sa quantité dépasse en volume la dose énorme de 0.27 p. 100, peu importe que l'atmosphère soit sèche ou humide. Ce gaz ne jouit d'ailleurs d'aucune propriété réelle sur la tuberculose et il n'a d'autres vertus curatives que celles de l'oxygène ordinaire [1]. Nous savons aussi que l'ozone paraît sans influence sur la mortalité; mais que pourtant il ne fait pas défaut dans l'air salubre et qu'il est plus abondant au bord de la mer qu'au milieu des terres.

Les **saisons** climatériques sont un peu différentes des saisons astronomiques. L'été climatérique comprend juin, juillet, août; l'hiver climatérique comprend décembre, janvier, février; les autres saisons se trouvent être les mois intermédiaires. Hippocrate avait déjà remarqué l'influence des saisons sur les différents âges. Pendant le printemps, dit-il, et le commencement de l'été, les enfants vont le mieux et jouissent de la meilleure santé; pendant l'été et en partie l'automne, les vieillards; pendant l'automne et le reste de l'hiver, l'âge intermédiaire [2]. Leur influence est d'autant plus grande que la résistance individuelle est plus faible : les enfants meurent principalement en été et les vieillards succombent plus facilement en hiver.

Les saisons ont une influence remarquable sur le nombre

1. Hermann Sonntag. *Zeitschrift für Hyg.*, t. VII, 1, 1890.
2. Littré. *Œuvres d'Hippocrate*, t. IV, sect. III, Aphor. 18.

des décès par tuberculose. Du 1er décembre au 1er mai, les courbes mensuelles se maintiennent à un niveau à peu près égal dans le climat tempéré de l'Europe occidentale. Elles suivent ensuite une marche stationnaire ou même décroissante pendant l'été jusqu'à la fin de septembre; elles se relèvent, en octobre, brusquement et d'une façon constante; puis retombent en novembre au niveau de septembre ou à peu près. C'est en hiver que se produisent généralement les poussées tuberculeuses, l'aggravation de l'état cachectique et la terminaison fatale. Le maximum de la mortalité par phthisie arrive, même dans le Midi provençal, à la fin de l'hiver et au commencement du printemps, surtout en mars.

2. — TOPOGRAPHIE.

Les conditions topographiques qui agissent sur nos organismes sont en partie celles qui influent sur la température, comme la latitude, l'altitude, le voisinage des montagnes, la proximité de la mer. Il y faut ajouter l'orientation, la nature du sol et du sous-sol, la végétation.

Plus la **latitude** augmente, plus augmente aussi l'obliquité des rayons du soleil, moins il y a de chaleur et de vie. On peut en dire autant de **l'altitude**. Une localité, si elle est protégée contre la bise du Nord par une chaîne de **montagnes**, si elle est parfaitement ouverte vers le Sud, si elle est également défendue à l'Est et à l'Ouest par des remparts de collines, remplit les conditions déterminées pour une bonne disposition topographique, pourvu cependant que les montagnes latérales ne soient ni élevées ni prolongées de manière à supprimer plusieurs heures de soleil le matin ou le soir. Ces conditions sont difficilement réalisables, elles rendent rares les stations alpestres hivernales.

C'est à la **proximité de la mer** que l'Europe occidentale doit son climat exceptionnellement doux. Un courant d'eau tiède, le *Gulf-stream*, qui prend naissance dans le golfe du Mexique, reflue vers l'Europe avec une direction Nord-Est, longe les côtes jusqu'au cap Nord, leur apporte la chaleur et y maintient une température relativement douce, une sorte de printemps perpétuel; tandis qu'il laisse un froid rigoureux dans les contrées dont il s'éloigne. C'est une activité exceptionnelle et momentanée des courants aériens de l'Océan Pacifique qui, à de rares intervalles, donne à l'Europe des hivers rigoureux, des étés secs et chauds, un printemps très court, une température moyenne plus basse et une diminution de la quantité annuelle de pluie.

Enfin, l'Europe occidentale a une atmosphère attiédie par un courant d'air tempéré et humide, le courant équatorial du Sud-Ouest venant des contre-alizés supérieurs, qui, après avoir régné dans les régions supérieures de l'atmosphère, s'abaissent insensiblement et atteignent la surface du globe à des distances variables de leur point de départ. La quantité annuelle de chaleur reçue sur notre globe étant sensiblement constante, ce que l'Europe perd en calorique, l'Amérique le gagne.

Le **sol** a une grande importance au point de vue bactériologique. Il est le grand aboutissant des microbes pathogènes provenant des crachats, des matières vomies, des déjections, du pus, des cadavres. Les microbes de la tuberculose ne s'y rencontrent qu'accidentellement. Déposés à la surface du sol, les bacilles de Koch sont entraînés par les eaux vers la profondeur, leur progression dépend de la perméabilité du terrain; mais quelle que soit la nature de ce terrain, les pores de la surface finissent toujours peu à peu par se colmater, de sorte que, si les couches superficielles sont très riches en bactéries, à partir d'un mètre, celles-ci deviennent déjà très rares. Heureusement que les bacilles déposés dans le sol rencontrent beaucoup de causes de mort : la dessiccation, la lutte que leur font les saprophytes, la lumière, sont autant d'agents qui tuent les bacilles ou atténuent leur virulence.

Le bouleversement des terrains, surtout des terrains vierges, semble amener une pullulation extraordinaire de bacilles. Les voies par où les germes pathogènes peuvent quitter le sol et infecter l'homme et les animaux sont multiples. L'homme et les animaux sont des agents actifs de dissémination : ils transportent dans les habitations de la terre infectée. Les insectes transportent ces germes. Les vers peuvent les ramener de la profondeur à la surface du sol. Les bactéries peuvent adhérer aux végétaux, mais on ne les rencontre jamais dans l'intérieur de leurs tissus. L'air dissémine surtout ceux qui résistent à la dessiccation. La diffusion semble se faire sur une grande échelle par les eaux de surface et particulièrement aux périodes d'inondation. Quant à la nappe d'eau souterraine, une couche continue de 2 à 3 mètres de sol perméable et homogène suffit pour la protéger.

Dans le but de détruire les germes des couches superficielles du sol, M. van den Corput, de Bruxelles, recommande le feu pour toutes les déjections des individus atteints de maladies contagieuses comme la tuberculose, et l'épandage comme on le pratique aux environs de Lille et dans la plupart des villes d'Angleterre. Pourtant, deux sûretés valant mieux qu'une, rien n'empêche de désinfecter les déjections des malades par l'eau de chaux et de les envoyer ensuite seulement à l'égout et au champ d'épandage.

Outre le côté bactériologique, il faut aussi considérer la constitution du sol, sa température, sa pente, sa couche d'eau souterraine. Le sol calcaire étant très perméable est le meilleur, car il ne retient pas d'humidité. La température du sol démontre l'importance de la couche d'eau souterraine et le rôle capital des couches superficielles, où les germes pathogènes subissent plus immédiatement l'impression des agents météoriques. Cette température s'obtient en plaçant le thermomètre à une profondeur de 50 centimètres à 1 mètre dans le sol, elle est dans une relation constante avec l'état hygrométrique de l'atmosphère. L · terrain granitique n'est point perméable.

La nature du sol a une grande influence sur la morbidité et sur la mortalité par les diarrhées estivales qui ne sont pas sans analogies avec les diarrhées des pays chauds. Une haute température atmosphérique agissant constamment sur le sol, celui-ci atteint bientôt à une profondeur de 1m,33 le chiffre considérable de 13°,5. Cette température, à cette profondeur, vient-elle à se maintenir plusieurs jours, la mortalité par diarrhée augmente, quelles que soient d'ailleurs les conditions thermiques de l'atmosphère et de la surface du sol. Une humidité moyenne du sol est nécessaire à l'apparition de la diarrhée. Une grande sécheresse ou une humidité excessive semble défavorable à sa production. Des pluies abondantes ou prolongées doivent l'amoindrir. Les habitations construites sur le roc présentent une mortalité insignifiante par diarrhée, même dans des conditions peu hygiéniques. Au contraire, les maisons bâties sur un sol perméable seraient d'autant plus souvent visitées par les diarrhées que le terrain est lui-même plus perméable. Le terrain sablonneux, par exemple, serait le plus diarrhéique de tous [1].

Le séjour dans les mines de houille et de sel gemme paraît être à la fois préservatif et curatif de la tuberculose : on a rarement observé cette maladie chez les mineurs; bien plus, des familles héréditairement tuberculeuses ont, en travaillant dans les mines, échappé à la phthisie pulmonaire. Toutefois, les mineurs de houille absorbent en grande quantité des poussières charbonneuses qui

1. Dr Ballard. Rapport fait au « *Local Government Board* » au printemps 1889.

produisent l'anthracose pulmonaire, maladie légère, en général.

Pour apprécier les qualités d'un climat, la **végétation** est généralement un critérium bien plus sûr que les moyennes thermométriques. De Humboldt le premier a attiré l'attention sur la relation qu'il y a entre la végétation et le climat. De Candolle assure à son tour que les plantes ne choisissent pas leurs conditions; elles les subissent ou elles meurent. Ainsi, dès lors qu'une plante vit dans un lieu déterminé, c'est une expérience de physiologie propre à nous instruire sur le mode d'action de la chaleur, de la lumière, de l'humidité et des modifications si variées de ces agents. Les végétaux, a dit le naturaliste Charles Martins, peuvent être regardés comme des thermomètres vivants; bien plus, a ajouté le Dr Fonssagrives, on fera mieux de les considérer comme des climatomètres vivants.

Les contrées dépourvues d'arbres sont stériles et inhabitées. La vie animale est étroitement liée à la vie végétale. Les végétaux, dans l'harmonie générale des êtres, ont pour fonction d'organiser les minéraux; ils se nourrissent de minéraux. Les animaux, au contraire, se nourrissent de végétaux. Non seulement au point de vue de l'alimentation des animaux et des hommes, mais encore au point de vue de l'hygiène générale, les arbres jouent un rôle de première importance. De leur présence dépend la fécondité et l'habitabilité de la surface terrestre : ils fonctionnent comme régulateurs et modérateurs des agents météorologiques. En effet, les steppes de l'Asie centrale, les grands Saharas africains, le désert arabique, balayés par les ouragans, stérilisés par des hivers et des étés excessifs et par des sécheresses prolongées, nourrissent à peine de misérables et rares populations nomades.

L'Himalaya résume, pour ainsi dire, la flore de tous les climats de l'ancien monde et la Cordillère des Andes, surtout la partie de cette chaîne comprise entre le Pérou et le Vénézuéla, présente tous les types des végétaux du nouveau monde échelonnés sur ses plateaux et sur ses versants comme sur d'immenses gradins.

Sur les versants de l'Himalaya, les pins, les cyprès s'élèvent jusqu'à 2,500 mètres. A partir de cette limite apparaissent une grande quantité de Rhododendrons jusqu'à 4,000 mètres; quelques espèces vont même jusqu'à 5,000 mètres, mais ce ne sont plus que des petits arbustes nains et rampants. Vers l'altitude de 3,000 mètres, on voit aussi des aunes, des bouleaux et des saules; on trouve en montant dans les prairies un nombre prodigieux de Renonculacées, de Composées, de Saxifragées, de Primulacées, puis plus haut des Lichens. Sur les premiers gradins, c'est la flore des tropiques dans toute sa richesse et toute sa splendeur. Entre 1,200 et 2,000 mètres, ce sont à peu près les plantes propres aux régions tempérées et celles des climats septentrionaux.

Quant aux Andes, la région inférieure est richement parée des plantes de l'Amérique tropicale, dont le développement est favorisé par un sol marécageux. Entre 600 mètres et 1,200 mètres, la végétation n'est plus ni aussi brillante ni aussi variée, pourtant on y remarque encore en abondance des Myrtacées, des Laurinées, des Bignoniacées, des Orchidées, des Fougères, des Broméliacées. De 1,200 mètres à 3,000 mètres, on voit apparaître successivement des végétaux appartenant aux contrées les plus froides de l'Amérique septentrionale : des Escallonies, des Magnoliacées, des Vacciniées, des Solanées. Çà et là on rencontre encore des Broméliacées et quelques autres végétaux épiphytes, même certains Palmiers, entre autres des Ceroxylon et des Diplothenium. Bientôt, en montant toujours, disparaît presque complètement la végétation arborescente pour ne plus laisser que des arbustes rabougris. Puis viennent les prairies formées surtout de Composées, d'Ombellifères et de Saxifragées. Enfin, les Lichens sont les derniers vestiges du règne végétal, ils confinent le domaine silencieux et imposant des neiges éternelles.

Et les Alpes, où tant de poitrinaires vont se fixer ? Tout au pied, dans les plaines, la flore est sensiblement la même que celle des vallées adjacentes. On voit des céréales et des chênes jusqu'à 1,300 mètres. Après, on rencontre du seigle, des sapins et des hêtres. Entre 1,500 mètres et 2,000 mètres, le pin Cembro et le Mélèze sont les derniers représentants de la flore arborescente. Plus haut, à 2,200 mètres, on ne trouve plus guère qu'une végétation herbacée, que des pâturages : çà et là pourtant quelques bouleaux et quelques saules rabougris, puis des Rhododendrons ferrugineux. La flore des plaines alpines est très variée : les Graminées avec leur verdoyant tapis diapré du jaune vif des Composées, du bleu des Phyteuma, des Pieds-d'alouette et des Campanules, du rose des Œillets et des Centaurées, du pourpre foncé des Nigritelles. En des endroits plus secs, on admire les fleurs bleues des petites Gentianes et les fleurs blanches des Saxifrages. Plusieurs ont une odeur aromatique et des propriétés stimulantes ; ce sont les Achillées et les Armoises, surtout le Génépi, *Artemisia glacialis*. Plus près des glaciers, à 2,400 mètres, la végétation se raréfie et se réduit à quelques espèces : la Campanule d'Allioni aux clochettes bleues, le Saxifrage à feuilles opposées, la Soldanelle des Alpes, la Renoncule des glaciers, plusieurs Androselles. Enfin, à la dernière limite, sur les moraines des glaciers, croissent les Myosotis nains, par petites touffes ; puis, un peu plus haut encore, à 2,700 mètres, et refusant de céder le terrain, quelques rares Lichens collés aux rochers, et le microscopique *Protococcus nivalis* ensanglantant la neige de ses globules rouges.

Parmi les végétaux qui aident à l'appréciation d'un climat, les uns ne dépassent pas une certaine zone de chaleur, les autres une zone de froid. Ainsi, les céréales peuvent arriver à maturité partout où la température moyenne de l'été est assez élevée, quelle que soit d'ailleurs la température moyenne de l'hiver. En Europe, la culture des orges est limitée au Nord par une ligne voisine de la ligne isothère de 10 degrés, celle des froments par une ligne voisine de la ligne isothère de 15 degrés. La limite de la culture du maïs se rapproche beaucoup de la ligne isothère de 20 degrés. Il en est à peu près de même des végétaux vivaces cultivés pour leurs fruits, comme la vigne. L'olivier peut encore résister à une température de 10 degrés au-dessous de 0, l'oranger à — 8 degrés; le citronnier meurt à — 4 degrés. Ils suivent aussi la ligne isothère dans leur limite de culture. Les arbres forestiers, au contraire, ont leurs limites de végétation dépendantes des températures de l'hiver et suivent les lignes isochimènes. Ainsi, la limite de végétation du chêne vert se rapproche de la ligne isochimène de 5 degrés.

Les plantes croissent ainsi partout où elles trouvent, avec un climat supportable, un sol où leurs racines peuvent se fixer et puiser les sucs propres à la nutrition; mais les conditions qui rendent une contrée habitable pour les animaux et particulièrement pour l'homme sont autres et plus complexes. La facilité de se déplacer, d'aller et de venir pour les besoins ordinaires de la vie, est une de ces conditions et assurément une des plus essentielles. Les tuberculeux fortunés qui voyagent, quand et comme il leur plaît, recherchent surtout pour l'hiver les stations de la zone isothermique comprise entre les moyennes thermométriques de 15 et 25 degrés.

D'après les expériences de M. Fautrat faites il y a une quinzaine d'années, les bois à l'état massif, qu'ils soient feuillus ou résineux, ont un pouvoir réfrigérant. Du jour où les feuilles deviennent inertes jusqu'au moment où, pourvues de chlorophylle, elles décomposent l'acide carbonique de l'air, la température est plus élevée au-dessus du massif qu'en dehors. Les phénomènes d'assimilation et de transpiration accomplis par les feuilles se manifestent par un abaissement de température. En toute saison, au-dessous des pins, les températures maxima sont toujours plus élevées qu'en dehors à la même hauteur, et les températures minima plus basses. Les phénomènes d'assimilation et de transpiration, produisant dans les feuilles un abaissement de température, se trouvent masqués chez les pins par d'autres phénomènes produisant de la chaleur. Sous bois et principalement sous les bois résineux, il y a moins d'ozone qu'en terrain découvert; l'atmosphère en renferme plus à 14 mètres du sol qu'à la surface. Les forêts et surtout les bois résineux contribuent ainsi à tempérer l'ardeur du climat. A cette influence modératrice sur le climat, vient s'ajouter l'action thérapeutique. En effet, M. Greland l'a encore observé récemment aux Indes, les émanations de certains arbres résineux, l'air des forêts de pins sont particulièrement utiles dans les maladies des bronches et des poumons. Les plantes indigènes et surtout exotiques exercent, quand elles sont vertes, vigoureuses, luxuriantes ou couvertes de fleurs, une influence morale très considérable sur les malades et un effet calmant sur les natures irritables et les complications laryngées.

D'après leur topographie, les climats se partagent communément en trois classes : climats de montagnes, climats de plaine, climats de mer. Nous conserverons cette division quand nous passerons en revue les différentes stations fréquentées par les tuberculeux.

3. — INDICATIONS ET CONTRE-INDICATIONS DES STATIONS CLIMATÉRIQUES.

Le climat est de la plus grande importance dans le traitement de la tuberculose, puisqu'il est un puissant modificateur de l'organisme; une station bien ensoleillée est très utile, sinon nécessaire, au tuberculeux pendant la saison froide. Les préceptes de la thérapeutique climatérique ne sont pas plus absolus que ceux de la thérapeutique ordinaire. On a guéri la phthisie par des moyens très différents, on l'a guérie par des climats fort dissemblables. Des poitrinaires ont alternativement passé un hiver sur la montagne et un hiver sur la côte méditerranéenne, ils n'ont eu qu'à s'en louer. Ce qui convient le plus aux phthisiques, c'est de quitter les côtes de la Méditerranée à la fin du printemps, en avril ou en mai par exemple, pour aller s'établir l'été dans les stations élevées des montagnes. A ce moment, l'air des montagnes reprend toute sa supériorité sur l'air des stations de la plaine; on n'a plus à se créer une vie artificielle, à se méfier des intempéries du climat, pour échapper aux rigueurs de la saison; on n'a qu'à se laisser vivre au milieu de cet air tonique et vivifiant. A ce moment encore, au milieu de la belle nature, toutes les fonctions se raniment, l'intelligence même prend sa part dans ce réveil général. Toute la Haute-Engadine, avec ses riantes prairies, ses belles eaux vives, ses glaciers majestueux, son air frais et léger, offre des sites charmants, et sous tous rapports, bien agréables pendant l'été.

Aucun climat n'est le spécifique de la tuberculose, aucun non plus ne confère l'immunité. Bien plus, de ce qu'on trouve très peu de phthisiques dans une localité, on peut en tirer deux conclusions tout à fait contradictoires : ou le climat de cette localité guérit très vite les tuberculeux ou il les tue rapidement. On ne sait pas assez que les poitrinaires sont rares là où les conditions climatériques leur sont particulièrement défavorables.

Il y a des stations hivernales dans tous les pays, sous toutes les latitudes, dans les plaines et sur les montagnes, au bord de la mer et dans l'intérieur des continents. On ne peut guère recommander aux tuberculeux les stations à température chaude et égale des Antilles et de l'Amérique du Sud, ni les stations ayant un ciel souvent couvert, un air humide et beaucoup de jours pluvieux comme le sud-ouest de l'Angleterre.

Le meilleur climat, a dit Bouillaud, doit posséder une température douce et égale, exempte de variations brusques de température et avant tout exempte de froid humide.

Le climat a une grande importance dans le traitement des maladies en général, mais particulièrement de la phthisie pulmonaire. Changer de climat, c'est naître à une nouvelle vie, disait Michel Lévy; mais tandis que quelques stations climatériques agissent à la fois en soustrayant le malade à certaines influences nocives telles que le froid, l'humidité, les brusques changements de température, et en le mettant dans des conditions favorables à la modification de ses lésions pulmonaires, ce qui est le propre des climats du Midi; d'autres, nous avons en vue les climats de montagnes, sont, en vertu même de leur altitude, des agents actifs de la thérapeutique et ne s'adressent qu'à une classe de malades bien déterminée et très restreinte[1]. Les climats de plaine ont des caractères moins tranchés et peuvent convenir dans tous les cas de tuberculose.

Le climat de montagnes est indiqué : 1° dans le développement incomplet des poumons et du thorax; 2° dans la bronchite chronique sans bronchiectasie; 3° dans la rétraction pulmonaire après la pleurésie chronique; 4° dans l'asthme spasmodique non accompagné d'emphysème notable; 5° dans l'anémie venant de faiblesse constitutionnelle; 6° dans la prédisposition héréditaire de la tuberculose; 7° dans la phthisie hémoptoïque; 8° dans les cas récents de tuberculose pulmonaire. La tuberculose torpide et localisée tout à fait au début se trouve très bien de ce climat, ainsi que le catarrhe initial des sommets et même, si le malade est déjà acclimaté, le catarrhe du ramollisse-

1. Guillermet. Comparaison du climat de Davos avec celui des stations du littoral français, dans le traitement de la phthisie pulmonaire, *Journal de médecine de Paris*, II, n°s 14 et 15.

ment. Les hémoptysies disparaissent souvent sans retour; mais certaines natures éréthiques ont besoin d'une station très sédative, comme Pise, Pau ou Madère, pour enrayer définitivement leurs crachements de sang. L'air de la montagne est tonique et, au bout de quelques années, conjure les accidents, même dans les cas graves. Généralement, il faut un séjour d'au moins six mois et une altitude d'au moins 1,500 mètres. Les malades prennent une douche le matin, font ensuite de l'exercice, se promènent, patinent, vont en traineau. Les journées sont fatigantes, l'appétit et le sommeil deviennent excellents. On ne peut réussir dans les stations d'altitude qu'à deux conditions : la possession préalable de l'accoutumance, le consentement du malade à la résidence fixe. On remplit la première en se rendant dans les montagnes en été ou par étapes successives, la seconde en ne cessant d'habiter les hauteurs tout le temps jugé nécessaire à la guérison, fussent même plusieurs années.

L'acclimatation de l'homme aux grandes altitudes revient, d'après les recherches récentes de M. Viault, non à une augmentation de fréquence des mouvements respiratoires, ni à une plus grande activité de la circulation pulmonaire, comme on le croyait, mais à une augmentation du nombre des globules rouges du sang. Un des premiers effets de l'air raréfié sur l'organisme est une exagération remarquable de la fonction hématopoiétique; ce qui explique bien l'action curative des climats d'altitude sur la phthisie pulmonaire. La proportion d'oxygène contenue dans le sang des animaux et des hommes qui vivent dans l'air raréfié des hautes montagnes, peu importe qu'ils y soient acclimatés ou simplement indigènes, est sensiblement la même que celle du sang de l'homme et des animaux vivant aux bas niveaux et l'anoxémie, au moins comme état physiologique chronique, n'existe pas. Le fait de la division plus grande de l'hémoglobine répartie en un nombre beaucoup plus considérable de globules, offre une surface plus grande d'oxygénation et non exclusivement une augmentation considérable de la capacité respiratoire du sang.

Le climat de montagnes est *contre-indiqué* : 1° dans les cavités tuberculeuses bilatérales avec ou sans fièvre ; 2° dans la phthisie avec diminution considérable de la surface respiratoire ; 3° dans la phthisie catarrhale consomptive ou pneumonique ; 4° dans la phthisie avec un notable éréthisme neuro-vasculaire ; 5° dans l'emphysème, étant donné que les emphysémateux doivent habiter des altitudes inférieures à 400 ou 500 mètres ; 6° dans la bronchite chronique avec bronchiectasie ; 7° les affections du cœur, des gros vaisseaux ou du système nerveux central ; 8° les foyers pneumoniques à reliquats persistants, les accidents étant assez fréquents et entrecoupés de phénomènes d'acuité ; 9° la phthisie avec laryngite grave et la tuberculose laryngée ; 10° la diarrhée de la tuberculose intestinale ; 11° les pleurésies ; 12° les rhumatismes ; 13° l'âge avancé ou la faiblesse trop grande pour permettre l'exercice en plein air. Il est à remarquer aussi que les résultats sont moins satisfaisants chez les femmes avant la vingtième année et chez les hommes après la quarantième. L'excitabilité neuro-vasculaire contre-indique les stations d'altitude, surtout au-dessus de 1,200 mètres, avant même l'existence de la tuberculose.

Hermann Weber a observé 106 cas de tuberculose traités par les climats de montagnes : 40 p. 100 furent guéris, à peu près autant furent améliorés. Sur ce nombre, 70 étaient à la première période.

M. Williams a observé 141 cas de phthisie dans l'espace de neuf années, tous furent traités par les climats d'altitude : stations alpestres, Montagnes Rocheuses, Sud africain, à des hauteurs variant entre 1,500 et 2,700 mètres. Il y a eu 41.13 guérisons complètes p. 100 des cas traités ;

27.08 améliorations considérables; 11.34 améliorations légères; 7.02 aggravations; 13.47 décès. Au point de vue des symptômes locaux, on a noté une amélioration dans 74.82 p. 100 des cas traités; un état stationnaire dans 3.59; une aggravation dans 21.5. Les guérisons et améliorations furent de 91 p. 100 à la première période, de 46 p. 100 aux deux autres périodes. Les deux poumons étaient atteints dans 53 cas, un seul dans 88 cas, et plus souvent le gauche que le droit. 61 de ces malades avaient eu des hémoptysies plus ou moins graves, 10 avaient la fièvre au début du traitement, 91 étaient dans la première période, 50 dans la deuxième et la troisième, 17 p. 100 étaient tout au début de la phthisie. L'âge moyen des hommes était de vingt-sept ans, celui des femmes de vingt-quatre ans. Avant leur départ, les malades avaient déjà été traités par les toniques ou l'huile de foie de morue. Les poitrinaires ont généralement quitté l'Engadine au moment de la fonte des neiges; au Colorado et dans l'Afrique australe, ils séjournent toute l'année dans les montagnes ou sur les plateaux élevés.

Les **résultats curatifs du climat maritime** sont également considérables. 1° Sous l'influence du climat méditerranéen, les enfants issus de parents tuberculeux, scrofuleux, syphilitiques ou alcooliques, tous prédisposés par là à la tuberculose héréditaire, sont littéralement transformés par le séjour d'une ou plusieurs saisons et échappent ainsi à la plus redoutable des maladies. Quand les malades sont gravement atteints, les chances de succès ne sont évidemment plus les mêmes et les résultats sont moins encourageants. 2° Sont très favorablement influencées et souvent guéries les phthisies acquises primitives et tardives, les phthisies secondaires scrofuleuses ou pneumoniques, les phthisies chroniques des vieillards même compliquées d'emphysème. Si alors on veut constater par l'auscultation l'état des poumons, on trouve des signes d'induration et parfois d'anciennes cavernes, mais celles-ci sont affaissées, torpides et sans catarrhe. Avec ces symptômes, les malades peuvent vivre indéfiniment, pourvu qu'ils prennent les précautions hygiéniques ordinaires aux tuberculeux. Sur 34 cas de phthisie chronique simple traités par le climat du Midi, le Dr Thaon a eu 2 morts, 4 états stationnaires, 7 améliorations et 21 guérisons ; soit 82.35 améliorations et guérisons p. 100 malades traités. 3° Toutes les phthisies à symptômes locaux sans retentissement général bien accentué sont aussi ou guéries ou améliorées. 4° Le catarrhe et la congestion périttuberculeuse sont rapidement amendés et ont peu de tendance à récidiver, les influences nocives du froid étant, dans ce climat, réduites à leur minimum. La nutrition se fait mieux et le poids augmente. 4° Plusieurs symptômes sont heureusement influencés par l'air sec et tonique du littoral : la diarrhée intercurrente liée à un catarrhe intestinal, la fièvre inflammatoire accompagnant les poussées aiguës pneumoniques et broncho-pneumoniques et, loin de la poussière et du voisinage immédiat de la mer, les lésions laryngées, surtout celles qui sont superficielles. Il faut pour la diarrhée des tuberculeux un climat d'une chaleur tempérée, d'une sécheresse constante, capable d'activer les fonctions cutanées et d'écarter de la muqueuse intestinale les actes réflexes. Sur 32 cas traités à Nice, on obtint 12 guérisons et 10 améliorations. Le climat est tout à fait impuissant contre la diarrhée finale.

En second lieu, le séjour au Midi donne des résultats étonnants dans les convalescences lentes et difficiles des maladies aiguës, dans la misère physiologique due au surmenage et à l'encombrement, dans la chlorose et l'anémie simple, dans le lymphatisme et les manifestations scrofuleuses peu avancées. Le Midi provençal donne de très beaux succès dans le catarrhe pulmonaire chronique, dans la dilatation des bronches, l'emphysème, l'asthme, la pleurésie chronique, les différentes formes de laryngite. Enfin le littoral méditerranéen produit un soulagement sensible dans les cachexies et surtout dans les différentes diathèses.

Plusieurs stations maritimes possèdent trois zones à effets physiologiques et thérapeutiques distincts. La *zone maritime* tout à fait voisine de la mer a une atmosphère chargée de principes salins, comme les chlorures, iodures, bromures de sodium, de magnésium, etc. L'air y est sans cesse renouvelé par les brises de terre et de mer. Cet air est tonique, fortifiant et très excitant. Certaines personnes ne peuvent s'y habituer; elles sont surexcitées, agacées par le bruit des vagues, par la stimulation de l'air marin et par la forte pression barométrique. Les phthisies au premier degré, les phthisies plus avancées mais torpides, pourvu qu'on n'ait à craindre ni hémoptysies, ni accès de fièvre vespérale, se trouvent bien de la zone maritime. L'air marin jouit d'une réputation méritée pour la diarrhée des phthisiques. Ensuite, à quelques kilomètres de la mer et à des altitudes très diverses, la *zone des collines* a une atmosphère chargée de principes aromatiques et balsamiques des pins, des eucalyptus, des orangers. L'air est moins agité, moins fortifiant, mais plus calmant et plus sédatif que celui de la zone maritime. La zone des collines convient aux phthisiques nerveux, aux phthisiques avancés ayant d'abondantes expectorations, des crachements de sang, de la fièvre. Enfin, la *zone intermédiaire* a une atmosphère à propriétés mixtes : l'air y est tonique sans être ni excitant ni sédatif.

Le climat des stations méditerranéennes est *contre-indiqué* dans la granulose aiguë et la phthisie consomptive rapide. Ces affections rendent le changement de climat généralement dangereux ou importun, et les malades feront bien alors de garder la chambre. La forme éréthique de la phthisie et la forme floride de la tuberculose accompagnée de fièvre contre-indiquent la zone maritime à cause des palpitations et de la surexcitation générale. La diarrhée finale, caractérisée par des ulcérations, par la fièvre et la résorption purulente, ne retire aucun bénéfice du séjour sur le littoral. Non plus, la fièvre hectique ne retire aucun avantage des bords de la mer. La fièvre, considérée d'une manière générale, paraît empirer sous l'action de l'air marin. Les hémoptysies contre-indiquent le voisinage immédiat de la mer, mais ont tout à gagner loin du rivage et à l'abri du vent. L'emphysème et les dilatations cardiaques sont peu ou point influencés par le séjour à la *Riviera*. En somme, les stations méditerranéennes sont utiles dans le plus grand nombre des cas.

Vers le mois de mars, sous l'influence d'une pression atmosphérique très basse, sous l'influence du vent du Sud-Ouest ou d'un air très sec, plusieurs phthisiques sont pris presque en même temps de crachements de sang, peu importe qu'ils se trouvent sur les côtes méditerranéennes ou sur les montagnes de la Suisse. Pourtant, la Riviera ne prédispose pas à l'hémoptysie : sur 91 hémoptoïques, on n'a observé que 27 fois des crachements de sang après un ou plusieurs hivers passés dans cette station. Mais, au début de la cure climatérique, on a vu quelquefois, soit dans 2 cas p. 100, des hémoptysies légères dues à l'excitation générale de la circulation.

Tandis que les climats d'altitude demandent la résidence fixe, été comme hiver, les contrées chaudes donnent asile aux malades en hiver seulement. Comme aux phthisiques mous, lymphatiques, peu excitables, il faut un air vif et stimulant; de même il faut un air doux, un climat tempéré aux phthisiques nerveux, impressionnables, à réactions vives, sujets aux fluxions et à la fièvre. On peut, dans la première période de la phthisie commune, choisir ou les climats d'altitude ou les **stations de plaine** comme Montreux, Méran, Lugano, ou enfin les bords de la Méditerranée. Le système nerveux est-il irritable? Les bronches sont-elles très sensibles? Les épisodes aigus fréquents et menaçants? Il faut Madère, Alger, Pise, Palerme, Pau; Palerme et Alger particulièrement pour les formes moyennes de ce type à réactions; Pau et Palerme pour ceux qui sont sujets aux fluxions et à la fièvre. Le Caire convient aux arthritiques et aux scrofuleux, Catane et Corfou à la phthisie qui évolue sourdement, Alger et Madère aux formes torpides. Les stations méditerranéennes, notamment de San-Remo à Cannes, sont d'autant plus excitantes qu'elles sont plus à l'Ouest [1].

Les climats humides et relâchants sont *contre-indiqués* dans la diarrhée des phthisiques, tels ceux de Madère, Pau, Pise; de même que ceux des altitudes moyennes du lac de Genève et du Tyrol; et ceux des stations froides des montagnes.

Certains tuberculeux suivent une *méthode mixte* et s'en trouvent bien: ils passent l'hiver dans le Midi et l'été dans les montagnes. Mieux vaut occuper l'été des altitudes moyennes, en Suisse notamment, que de se rendre sans transitions ménagées aux stations d'altitude. Enfin, certaines stations alpestres et pyrénéennes sont tout indiquées pour la saison chaude et pour l'automne. Comme le nombre des stations sanitaires augmente tous les ans, grâce aux investigations incessantes des Anglais, beaucoup de poitrinaires se livrent à une perpétuelle migration: ils passent l'automne dans une des nombreuses stations du lac Léman ou du Tyrol; de là, ils descendent sur la plage méditerranéenne pour y prendre leurs quartiers d'hiver, repartent au printemps pour la Suisse et le nord de l'Italie, vont s'établir l'été dans les stations alpestres de l'Engadine et des Grisons.

Le *choix d'une station* est chose très difficile. Il faut sous-

1. Dechambre. *Dictionnaire encyclopédique des sciences médicales*, 2e série, t. XXIV, article « Phthisie »; Paris, 1887.

traire le phthisique au milieu malsain des villes, relever ses forces en lui donnant un air tonique et pur, lui épargner toutes les causes de refroidissement qui provoqueraient infailliblement de nouvelles poussées, lui interdire enfin un climat trop froid et trop variable. La phthisie étant une maladie inflammatoire spéciale née de mauvaises conditions organiques, il faut un climat qui prévienne les complications inflammatoires et qui ranime la vitalité éteinte. Tous les climats qui passent pour sanitaires ne remplissent pas ces conditions : les climats chauds et humides sont étouffants, ils dépriment toutes les fonctions, même chez les éréthiques, et n'abattent point d'ordinaire la surexcitation nerveuse. Avant tout, on tiendra compte de la période de la maladie, puis on s'inspirera des renseignements donnés plus haut au sujet des indications et contre-indications, des conditions météorologiques et topographiques. Le choix d'une station est aussi affaire de goût et d'appréciation personnelle. Enfin, répétons ici la parole de M. Krause, de Berlin ; nous la trouvons très vraie. Le médecin ne devrait jamais envoyer indistinctement les malades riches dans les stations hivernales en raison de l'existence souvent peu hygiénique qu'ils adoptent durant leur voyage ou leur séjour, leur affection d'ordinaire, encore tout au début, est pour eux un prétexte de suivre un genre de vie défavorable à la guérison.

Les valétudinaires partiront pour le Midi à la fin d'octobre ou en novembre. En arrivant, ils seront émerveillés du climat : température douce, lumière éclatante, soleil radieux, ciel bleu, mer belle et tranquille, végétation luxuriante. Qu'ils prennent garde de faire des imprudences, ils ont un *acclimatement* à subir qui dure ordinairement quinze jours ou trois semaines : les malades devront alors mener une vie très calme. L'arrivée dans le Midi produit souvent de l'agitation, de l'insomnie, un surcroît d'appétit et même parfois de la fièvre. Parfois encore survient dans les premiers jours une lassitude singulière qu'on surmonte bientôt et qui alors est d'un excellent pronostic. On remarque aussi soit constipation, soit légère congestion du foie, soit embarras gastrique qui s'accompagnera, lui, d'une fièvre violente, s'il y a en même temps alimentation très substantielle et exposition prolongée au soleil. Le voisinage immédiat de la mer est utile aux anémiques, aux scrofuleux, aux lymphatiques; il est nuisible aux nerveux.

Après l'acclimatement, il faut prendre un exercice modéré tous les jours, il faut aussi observer les précautions suivantes qui sont capitales: 1° ne pas sortir avant que le soleil ait réchauffé le sol et l'air; 2° rentrer une heure avant le coucher du soleil, de façon à prévenir le refroidissement atmosphérique du soir; 3° éviter de passer brusquement du soleil à l'ombre; 4° ne pas s'exposer au vent, surtout quand il est froid et qu'il soulève de la poussière; 5° enfin, beaucoup de malades n'iront pas se promener au bord de la mer, mais plutôt sur les collines et dans les vallées.

Les recherches de M. Onimus sur les conditions de la *journée médicale* du littoral méditerranéen, moment pendant lequel les malades peuvent et doivent sortir, ont donné les résultats suivants. Des thermomètres enregistreurs montrent que le minimum de la température a toujours lieu au moment du lever du soleil. Ce minimum est d'autant plus marqué que la journée sera plus belle. Aussitôt le soleil levé, la température monte d'une façon uniforme et constante jusqu'à un maximum qui varie selon les mois. Plus la saison est avancée, plus rapidement survient ce maximum et plus longtemps il dure. Ainsi, la journée médicale varie d'après les mois; elle varie aussi selon les stations hivernales. Dans les localités bien encaissées par les montagnes, la température s'élève plus pendant la première partie de la journée que dans les autres localités du littoral.

Au moment du coucher du soleil, il y a une diminution de la température, mais celle-ci est très faible, comparativement à l'impression de froid que nous éprouvons. Presque toujours, cet abaissement thermométrique n'est que de 2 à 3 degrés et correspond à peu près à la température de dix à onze heures du matin. Même avec une température inférieure dans la matinée, l'impression est très différente, et l'on a plus chaud le matin, alors même que le thermomètre marque 3 à 4 degrés de moins, qu'à quatre heures du soir. Notre organisme éprouve l'influence du refroidissement par plusieurs causes qui agissent moins nettement sur les instruments physiques. Les principales causes de ce refroidissement organique sont une humidité plus grande vers le soir, et surtout la radiation. Quand le soleil est couvert ou qu'il y a de la pluie, cette impression du froid au moment du coucher du soleil n'existe pas. Par contre, on la trouve, les jours de soleil, au milieu de la journée, lorsqu'on passe à l'ombre. Le moyen le plus pratique pour obvier aux inconvénients de ces refroidissements est de faire usage de vêtements qui empêchent la radiation.

Le départ de la station hivernale peut se faire en plusieurs étapes pour ne pas perdre le bénéfice de la saison, pour éviter les fatigues et pour ne pas passer sans transition d'un climat chaud dans une région froide. Il doit se faire assez tard, en avril ou même à la fin de mai par exemple, afin de ne pas rentrer dans une contrée septentrionale au milieu de l'humidité, de la boue, des giboulées et des intempéries.

4. — AIR MARIN ET VOYAGES EN MER.

Bien que doué de propriétés toniques et stimulantes, l'air marin a une influence assez faible sur la mortalité par tuberculose dans les ports français. Voyons les chiffres des hôpitaux maritimes : un tiers des décès à Lorient, un sixième à Cherbourg, un vingtième à Toulon sont dus à la tuberculose. La plupart des ports, sans doute, sont exposés aux vents de terre qui transportent les germes pathogènes; ils sont sujets aux changements brusques de la température; l'hygiène locale laisse souvent à désirer. Chez les habitants de Funchal (Madère), un vingt-quatrième des décès est dû à la phthisie, soit 4.16 p. 100; et l'on entend dire de tous côtés, sans raison solide assurément, que Madère est le climat idéal des tuberculeux. Par contre, les statistiques officielles de l'Angleterre sont plus encourageantes; elles nous donnent, pour 1888, tandis qu'il y a 1 phthisique sur 100 soldats anglais, 1 tuberculeux sur 6,000 marins : au chiffre total, 8 poitrinaires sur 50,000 marins. Avec ces statistiques, on peut affirmer que l'air marin et les longs voyages sur mer sont utiles pour combattre la tuberculose. Aussi, les médecins anglais les recommandent-ils vivement et ils en obtiennent de beaux succès. Ici encore, il y a des indications très nettes. Celse et Arétée recommandaient déjà les longs voyages en mer pour combattre la phthisie; les malades de leur temps naviguaient d'Ostie à Alexandrie ou à Carthage. Galien mentionne des poitrinaires, qui, se rendant de Rome en Libye pour guérir un ulcère du poumon, revinrent entièrement rétablis par le fait de la navigation.

Les voyages en mer ne conviennent pas à tous les phthisiques indistinctement. Les tuberculeux qui ont un tempérament mou et lymphatique, des digestions lentes et difficiles, une toux muqueuse, une expectoration catarrhale, et dont le larynx et les bronches ne sont point trop irritables, obtiendront d'excellents effets de ces voyages. Tout au contraire, les phthisiques dont la toux est sèche, dont la peau est aride et brûlante, dont les pommettes sont vivement colorées; ceux qui sont très exposés à l'hémoptysie, ceux enfin qui sont facilement atteints et complètement anéantis par le mal de mer devront user de ce moyen avec les plus grandes précautions. Des professeurs qui n'ont aucune idée pratique de la mer, dit un ancien médecin de la marine française, M. Jules Laure, la déclarent favorable au phthisique et ils le font naviguer. Si au moins ils faisaient une distinction entre les climats divers, entre les formes et les phases de la phthisie; s'ils séparaient les constitutions lymphatiques, molles, strumeuses que la mer peut relever, de la constitution éréthique, fébrile, excitée, épuisée par l'influence maritime, ils éviteraient bien des accidents.

L'air marin peut être utile au malade non fiévreux, mais provoque l'hémoptysie. Les voyages en mer répondent à des indications précises et, pour les avoir ignorées, des médecins même, devrions-nous le dire, sont allés mourir de phthisie en pleine mer, loin de leur famille.

Un médecin de la marine anglaise[1] a formulé assez nettement les indications des voyages en mer : 1° les individus à hémoptysies profuses et n'ayant d'autres symptômes qu'une faiblesse générale; 2° les sujets atteints d'une toux violente, sans aucun signe physique, donnant lieu pourtant à une hémoptysie passagère; 3° ceux qui toussent en présentant des symptômes suspects et de l'anémie, et 4° ceux qui, sans toux ni expectoration, mais avec des antécédents tuberculeux, commencent à languir et à perdre leurs forces. Tels sont les phthisiques auxquels peut s'appliquer un long voyage en mer et pour lesquels un voilier avec des passagers est préférable à un paquebot; car il faut un vaisseau qui ne se presse pas, qui fournisse à des conditions convenables une grande et vaste cabine, qui permette au malade de suivre les précautions hygiéniques et de prendre soin de sa santé. Il faut un vaisseau qui n'entre pas dans tous les ports de commerce, ce qui serait pour les malades une source de préoccupations, d'excès et de fatigues; un vaisseau qui,

1. Lauriston Shaw. *British medical Journal*, 9 mars 1889.

par la lenteur de sa marche, rende tout à fait insensible la transition d'un climat à l'autre; enfin un vaisseau qui pourvoie ses passagers d'une nourriture très confortable et surtout propre à satisfaire le plus vif appétit. Les voyages en mer les plus recommandés sont ceux de Madère, du Cap, de l'Australie, de l'Amérique du Sud. On met d'ordinaire trois ou quatre fois plus de temps sur un voilier que sur un *steamer* pour faire le même trajet. Il faut aussi se garder de vivre constamment avec un compagnon de cabine tuberculeux, surtout dans un espace restreint et mal aéré.

Notons pour finir les inconvénients des voyages en mer et des stations lointaines. Le voyage expose au mal de mer, aux fatigues et aux périls des tempêtes. Les stations, irréprochables au point de vue du climat, laissent à désirer au point de vue pratique : on n'y trouve pas le bien-être et les commodités de la vie moderne; l'habitation et l'alimentation n'y sont point confortables; c'est la vie aux colonies, ne jouissant pas des mille avantages de la civilisation européenne. Sauf à Alger, on n'a ni chemin de fer, ni télégraphe, ni téléphone, ni courrier quotidien et régulier, ni facilité de communiquer immédiatement avec les siens et de se procurer un objet de luxe ou de première utilité.

CHAPITRE II

CLIMATS DE MONTAGNES

Les stations des climats de montagnes ont une altitude d'au moins 1,200 mètres, mais le plus souvent de 1,500 à 2,000 mètres. Comparées aux autres climats, les montagnes se font remarquer par un air plus frais, plus ozoné, par des rayons solaires plus chauds, par une lumière plus vive.

Les vraies stations de montagnes qui satisfont aux exigences de l'organisme malade sont rares, même dans les Alpes où les paysages sont très variés. Ainsi, pour ne prendre que les plus connues, on ne peut jouir du soleil durant les quatre mois d'hiver que pendant 8 h. 1/2 à Saint-Moritz, 7 h. 3/4 à Davos et 7 h. 1/6 à Maloja [1]. Si les conditions topographiques sont difficiles à rencontrer, il n'est pas moins vrai que toutes ces stations agissent fortement sur l'économie. Ce qu'on remarque le mieux, c'est l'augmentation du poids; les couleurs s'accentuent au fur à mesure que les symptômes locaux disparaissent. Le périmètre thoracique augmente de 2 à 10 centimètres pendant le traitement : il se produit une hypertrophie du tissu pulmonaire sain, de l'emphysème autour des lésions tubercu-

1. Tucker Wise. *Alpine Winter in its medical Aspects : with notes on Davos-Platz, Wiesen, Saint-Moritz, and the Maloja*; Londres, 1888.

leuses; l'expansion de la poitrine est accompagnée d'une diminution dans la fréquence du pouls et de la respiration. L'air des Alpes produit, après très peu de temps, un accroissement notable de l'appétit. L'air froid aseptique exerce une action sédative sur la muqueuse bronchique et diminue la toux; les rayons solaires favorisent la transformation des leucocytes en globules rouges. Notons encore que les malades qui transpirent facilement ne ressentent pas la dyspnée qui apparait souvent au début du séjour dans les hautes régions.

1. — EUROPE.

La Suisse, surtout la Haute-Engadine, et le Tyrol nous offrent de nombreuses stations à une altitude de 1,300 à 1,800 mètres. C'est là, dans le canton des Grisons, sous la latitude de 46°45', à une altitude de 1,560 mètres, que se trouve le type le plus complet et le plus recommandable des stations de montagnes, Davosplatz et, à une altitude un peu moindre, Davosdörfli, puis Davos-Frauenkirch. A côté de Davos viennent se grouper sous 46°30' de latitude, Saint-Moritz à 1,780 mètres d'altitude, Samaden à 1,740 mètres puis Maloja, puis Wiesen dans la vallée de Davos, mais à une altitude un peu moindre; enfin Pontrésina à 1,800 mètres d'altitude.

Saint-Moritz est dans le canton des Grisons. Les glaciers qui entourent la vallée y entretiennent de toutes parts une fraicheur singulière. L'air y est très pur et très vif, aucune effluve malsaine ne s'échappant du sol. Aussi éprouve-t-on comme au voisinage de la mer une sensation de tonicité et de bien-être qui ne tarde pas à réagir sur l'estomac; l'appétit devient impérieux, la digestion acquiert une remarquable activité. Le climat est donc tout indiqué pour la dyspepsie, la chloro-anémie et la tuberculose. Mais il y a bien des précautions à prendre, car « dans l'Engadine, selon le dicton populaire, il y a neuf mois d'hiver et trois mois de froid, » les variations de température sont brusques et fréquentes, ce qui ne convient pas aux poitrines délicates. La vie y est très chère. Saint-Moritz offre comme élément de *great attraction* ses eaux ferrugineuses froides, qui, contenant 0 gr. 045 de carbonate de fer par litre et émergeant à une température de 4 à 5 degrés, se prennent en boisson et en bains.

Davos est situé dans une vallée longue de 10 kilomètres et large de 2, allant du N.-E. au S.-O. Il est protégé à l'Est et à l'Ouest par des montagnes s'élevant à 600 mètres environ au-dessus du plateau, et au nord par la chaîne du Rhaeticon qui a bien 1,000 mètres au-dessus de Davos. Davos s'étend sur une longueur de 1,200 mètres, se composant d'une rue principale de chaque côté de laquelle se groupent villas, pensions, hôtels, tous très bien disposés pour un séjour d'hiver, eu égard au chauffage maintenu jour et nuit et au facile renouvellement de l'air. La vallée est sillonnée de routes bien entretenues et bordées de bancs et de kiosques de distance en distance. On trouve dans les jardins des hôtels jeux de boules, jeux de crocket, lawn-tennis ; on pratique le patinage sur un petit lac qui est près de là. L'hiver commence aux premiers jours d'octobre et se termine à la fin de mars ou en avril. La neige commence à tomber très abondante dans la première quinzaine de novembre : elle reste sèche et pulvérulente, ne s'attache ni aux pieds ni aux vêtements. L'époque inévitable du dégel est un moment pénible. Tristes moments, doublement tristes, dit Ramann, pour l'esprit des malades ! La neige fondue tombe alors des toits et encombre tous les chemins. Si le malade se hasarde au dehors, il est noyé dans cette humidité ; s'il apparaît sur le balcon pour y jouir de l'air frais, il en est chassé par un soleil brûlant. Il doit se résigner à ne pas quitter la chambre ; mais encore là, il n'est pas à l'abri de la mauvaise influence du temps.

A Davos, le climat est froid. La moyenne hivernale est de —5 degrés et les températures extrêmes de —20 et de —25 degrés n'y sont point rares. Les moyennes thermométriques sont en novembre —2°,96; en décembre —5°,93; en janvier —8°,13; en février —3°,51; en mars —3°,45. D'autre part, d'après le professeur Jaccoud, pendant les trois mois les plus froids, la température moyenne est à 10 heures +2°,03; à 1 heure +6°,16; à 3 heures +4°,44. L'air est raréfié et d'un cinquième environ au-dessous de la pression normale. La moyenne barométrique annuelle est de 626 millimètres. La moyenne barométrique des quatre mois d'hiver, de novembre à février, a été respectivement 624,1; 618,2; 620,5; 626,9. La raréfaction de l'air le rend plutôt sec : la moyenne de la vapeur d'eau pendant les sept mois de l'hiver 1876-1877 fut, d'après M. Steffen, de 76.6 p. 100, la moyenne thermométrique étant cet hiver de —1°,10. L'humidité relative, pendant l'hiver 1870-1871, fut en moyenne à 9 heures du matin 79.0 en novembre; 88.1 en décembre; 90.8 en janvier; 81.0 en février.

La chaleur solaire est très élevée à Davos : on a noté parfois, comme du reste sur les montagnes, une différence de 50 degrés entre la température prise à l'ombre et celle qui est prise au soleil. Cette action solaire, qui, pendant les jours les plus courts, dure de 9 heures du matin à 3 h. 1/2 du soir, a une influence considérable sur la température de la vallée. Redford, expérimentant sur la radiation solaire avec un thermomètre noirci au noir de fumée et hermétiquement enfermé dans un ballon de verre où était fait le vide, trouva à Davos au mois d'octobre 56°,15 au soleil et 15°,13 à l'ombre; en novembre 41°,18 et 2°,57; en décembre 42°,82 et 3°,89; en janvier 42°,39 et 2°,25; en février 44°,09 et 1°,53; en mars 50°,18 et 2°,18. La radiation solaire est intense, l'éclat de la lumière incomparable.

M. Waters a observé, de son côté, que la moyenne de la radiation solaire au thermomètre conjugué était en novembre de 35°,1 ; en décembre de 23°,3; en janvier de 25°,1; en février de 40°,1 ; les températures moyennes étant respectivement pour les mêmes mois à 1 h. 1/2 du soir : +1°,6; —5°,9; —6°,5; —0°,2.

Les vents sont peu fréquents, arrêtés qu'ils sont de toutes parts par des chaînes de montagnes. Au N.-E. et au S.-O. toutefois, les montagnes sont un peu éloignées pour abriter efficacement la vallée de Davos. Aussi, en mars et en avril, quand du S.-O. s'élance le redoutable *Vöhn*, la neige se fond, comme nous l'avons dit déjà ; les routes se détrempent, les malades étouffent, la broncho-pneumonie et même l'hémoptysie apparaissent. En temps ordinaire, le calme atmosphérique est tel que les malades supportent bien les plus basses températures. Les pluies sont rares : en 1876, on a noté 118 millimètres seulement au pluviomètre. Les brouillards sont exceptionnels. L'ozone, mesuré de 0 à 10, a été en moyenne de 5,7 à 9 heures du matin en novembre ; 4,2 en décembre ; 3,4 en janvier ; 2,7 en février. M. Waters a compté, sur 126 jours d'hiver, 60 de beau temps. M. Picard, de son côté, a observé, pendant l'hiver 1874-1875, 67 jours de beau temps, 45 de beau temps moyen, 40 mauvais sur 152 jours de la saison hivernale.

Voici comment le poitrinaire passe sa journée à Davos. Il doit user le plus largement possible des rayons du soleil, quand il est au-dessus de l'horizon, et se mettre le mieux possible à l'abri de l'air trop froid. Le malade sort le matin, se jette sous la douche froide, va se réchauffer au soleil, rentre pour prendre un léger repas, revient au soleil et s'y promène jusqu'à ce qu'il disparaisse. Alors, pour éviter la brusque transition thermométrique du soir, le malade se retire à la hâte, s'enferme dans des hôtels confortables, mais où parfois les chambres sont un peu étroites et pourvues de poêles peu hygiéniques. Il doit se nourrir abondamment, boire beaucoup de lait, consommer du beurre en grande quantité et ne pas négliger de prendre du vin de la Valteline qui est chargé de phosphates.

Obtiendront de bons résultats à Davos les malades qui peuvent se livrer à un exercice actif, qui sont capables de résister à cet air remarquablement froid, qui n'ont rien à craindre de la raréfaction de l'atmosphère, qui font impunément de l'hydrothérapie, qui jouissent de fonctions digestives suffisantes pour faire face à une nourriture un peu exagérée, qui ne redoutent pas l'ennui de longues soirées, qui enfin ne sont pas impressionnés par une séquestration venant du mauvais temps et se prolongeant parfois toute une semaine.

A Davos, le malade amaigri s'engraisse; celui qui était pâle et décoloré prend une teinte bronzée, sa peau est brûlée par le soleil; celui qui était affaissé et courbé sur lui-même se redresse. Une fois rentrés dans nos grandes villes si mal aérées d'ordinaire, ces valétudinaires sont tout aussi sujets qu'auparavant aux poussées tuberculeuses. Combien de malheureux Engadinois, entraînés par le désir du lucre, descendent de leurs montagnes et vont en Italie ou en France où ils ne trouvent souvent que la phthisie au lieu de la fortune? Eux, qu'on croyait protégés par l'immunité, ils sont plus aptes à contracter la maladie que l'habitant des villes habitué à un air malsain.

Les autres stations alpestres, telles que Saint-Moritz, Wiesen, Maloja, Samaden, sont dans les mêmes conditions que Davos, au point de vue de la météorologie et de la topographie, comme au point de vue des effets physiologiques et thérapeutiques.

Les stations des Pyrénées ne sont pas à comparer avec celles des Alpes ni pour l'altitude ni pour les effets sur l'organisme. Aussi ce sont bien plutôt des climats d'altitude moyenne. Bref, ce sont des climats intermédiaires, des stations d'automne, bien plus propres à calmer qu'à stimuler et à vivifier. Nous avons dans les Pyrénées orientales françaises Le Vernet et Amélie-les-Bains, aussi remarquables tous deux par leur climat que par leurs sources thermales.

Le Vernet a un climat calmant, mais inconstant et inégal. A une altitude de 620 mètres, cette station est peu abritée des vents, elle a de plus un sol humide, caractère qui devrait la rendre peu propre au traitement des affections pulmonaires. Pourtant, les personnes qui prennent les eaux sulfureuses en hiver y trouveront des sources thermales riches en sulfure de sodium et une installation balnéaire assez confortable. Enfin Le Vernet possède depuis peu un sanatorium pour les sujets atteints de tuberculose.

Amélie-les-Bains est la plus méridionale des stations françaises. Son climat est calmant, son atmosphère est toujours un peu fraîche à cause du voisinage des montagnes. Il y pleut rarement, beaucoup moins qu'à Pau. Du reste, pleuvrait-il plusieurs jours de suite, l'air n'en serait guère plus humide, car la campagne n'est pas boisée et la pente du sol est très sensible. Elle est protégée contre les vents du Nord par la chaîne du Canigou et, de tous côtés, par une série de montagnes qui en font comme un amphithéâtre. Toutefois, il y a encore bien des vents qui y pénètrent. Les lauriers roses, les cactus, les oliviers se cultivent en plein champ et s'y développent admirablement.

A Amélie-les-Bains, les meilleurs moments de la journée pour la promenade sont de dix heures à quatre heures. Vers cette dernière heure, commence le refroidissement subit de l'atmosphère; il faut alors rentrer au plus tôt, car des vêtements chauds même peuvent devenir insuffisants pour protéger efficacement l'organisme. La meilleure saison à Amélie, c'est l'automne; l'hiver y est assez bon. Mais, au printemps, il y a beaucoup de vents et de changements brusques de température. Ses effets calmants placent cette station entre Pau et les stations méditerranéennes : elle convient merveilleusement aux sujets nerveux et débilités, pour lesquels l'air de Pau serait trop mou et celui de la Provence trop excitant. Elle est particulièrement utile aux vieux catarrhes pulmonaires, surtout si l'on fait intervenir les inhalations sulfureuses. On sait que, à Amélie, se trouvent des eaux sulfurées sodiques, riches en barégine et d'une température variant de 35 à 61 degrés, qui exercent une heureuse influence sur les maladies de poitrine.

Gréoulx (Basses-Alpes) est encore une excellente station intermédiaire pour les malades du Nord qui viennent de passer l'hiver sur le littoral méditerranéen. La saison chaude y est même très favorable aux valétudinaires dont la peau fonctionne mal ; ceux, au contraire, dont les fonctions cutanées sont actives, ne se mettront que vers la fin de l'été à l'usage des eaux de Gréoulx. Ces eaux thermales sont comparables, pour leur vertu curative, à celles de Barèges, d'Aix-les-Bains et à celles peu exploitées d'Aix-la-Chapelle. L'établissement est alimenté par deux sources chaudes, sulfurées et chlorurées sodiques, renfermant de fortes proportions d'iodures, de bromures, 0 gr. 00157 d'acide sulfhydrique libre. L'extrême abondance des sources et leur thermalité permettent de donner des bains à courant continu. Ces eaux modifient heureusement les diverses manifestations du nervosisme, de la scrofule et du lymphatisme. La petite ville de Gréoulx s'étage, à 350 mètres d'altitude, sur les flancs d'une colline dont la crête est magnifiquement couronnée par les ruines grandioses d'un château fort venant des Templiers. Plus loin, s'étend une délicieuse vallée animée par la présence d'élégantes villas et par les eaux murmurantes du torrent de Valengoze ; cette vallée est à l'abri des vents et possède, avec le beau ciel du Midi, un climat d'une température douce et égale.

2. — AFRIQUE, ASIE ET AMÉRIQUE.

Chacune de ces trois parties du monde a ses stations de montagnes fréquentées par les tuberculeux. L'Afrique nous offre, outre les monts Atlas et les montagnes de Nubie et d'Abyssinie qui sont peu visités, les hauts plateaux du Cap et ceux de Madagascar, qui jouissent d'un climat vraiment exceptionnel. Les descriptions de Hannington et de Peters démontrent que, au centre de l'Afrique, certains plateaux ont un climat très analogue à celui de l'Europe, tandis que la côte occidentale, dit Willoughby, est absolument meurtrière pour les Européens; le Sénégal, le delta du Niger, Cameroon, le Congo ne permettront jamais l'acclimatement des Blancs. L'Afrique orientale présentera sans doute les mêmes phénomènes que les Indes pour l'acclimatation des Européens : ils s'y acclimateront parfaitement et formeront la classe dirigeante. Les malades pourront séjourner quelques mois dans les stations sanitaires de l'Afrique.

Le Sud-Africain est relié directement à l'Europe par deux belles lignes de paquebots. Avant d'arriver au Cap ou à Port-Élisabeth, les poitrinaires ont fait un grand voyage en mer qui leur a été utile. Ils se trouvent alors sous une latitude d'environ 30 degrés et ils ont à choisir pour séjour l'un des trois climats d'altitude, de plaine ou de mer: Le climat maritime est bien plus humide que les deux autres et ne se recommande pas spécialement aux malades, il n'a pas d'indications bien précises. De plus, le vent et la poussière ne manquent pas au Cap. Quant au climat de Natal, il est réellement favorisé; c'est un climat de plaine ou d'altitude moyenne. On y compte parmi les principales stations sanitaires King Williamstown à 400 mètres d'altitude; Cérès à 490 mètres; Grahamstown à 600 mètres et non loin de la mer; Craddock à 930 mètres; mais surtout

Maritzberg à 710 mètres qui offre, ainsi que les stations voisines, la plus *great attraction*. Les stations sont reliées entre elles par différentes voies de communication. Les sites sont agréables et pittoresques, et la plupart de ceux qui ont vécu à Natal parlent du climat de ce pays avec le plus vif enthousiasme. En effet, un grand nombre de poitrinaires doivent à ce climat la guérison de leur tuberculose pulmonaire, bien que ses principaux caractères soient la sécheresse de l'atmosphère et les variations brusques de la température.

Le climat d'altitude offre ici quelques ressemblance avec celui de Davos : la raréfaction de l'air, la faible pression barométrique, les mêmes effets thérapeutiques, l'augmentation du poids, l'élargissement de la poitrine, etc. L'accès des montagnes n'est pourtant pas des plus faciles. Les hauteurs qu'on peut atteindre sans trop de difficulté sont Boshof, près de Kimberley, sous le 29° de latitude et loin de la mer, puis Aliwall North à 1,450 mètres d'altitude, Traskaslad à 1,420 mètres, remarquable par son confortable hôtel, enfin Bloemfontein. Toute cette haute région est considérée comme la meilleure pour les tuberculeux. Mais, à coup sûr, le climat du Sud-Africain convient parfaitement aux poitrines délicates et à tous les malades capables de faire des voyages en mer [1]. Bien que le climat du Cap soit sain et tempéré, avec une moyenne thermométrique d'environ 20 degrés, il n'en est pas moins vrai que les pluies sont continuelles du mois de mai au mois d'août et que parfois en été souffle un vent brûlant. D'autre part, on a remarqué depuis longtemps que la phthisie est rare sur les hauts plateaux de l'Afrique méridionale. On rencontre surtout des Anglais, des Allemands, des Hollandais dans les stations climatériques du Sud-Africain.

1. Symes Thompson. South Africa as a Health-Resort. *Proceedings of the Royal Colonial Institute.*

Madagascar est beaucoup moins fréquenté. Il possède, comme l'Afrique méridionale, les trois climats d'altitude, de plaine et de mer : la zone maritime passe pour très malsaine, la zone de plaine est mauvaise, la zone des plateaux est très favorable aux poitrinaires ; pourtant, cette dernière zone, riche et fertile, est une terre peu exploitée. Les établissements français de Diégo-Suarez, dit M. Raffaelli, jouissent d'un climat qui n'appartient déjà plus aux pays intertropicaux, grâce à leur situation dans la zone des vents alizés du Sud-Est et à la configuration du sol.

Les trois premiers mois de l'année, c'est-à-dire les mois d'hivernage, sont chauds sans exagération : 35 degrés est un maximum très rare, 24 degrés est un minimum très fréquent la nuit. Les neuf autres mois, tempérés par les brises constantes qui viennent de la mer, sont peut-être moins pénibles que les étés du midi de la France : on y observe des minima de 17 degrés. A Diégo-Suarez, l'anémie tropicale n'existe pas ; bien plus, l'Européen conserve appétit, sommeil et activité. Il y a bien, pendant l'hivernage, des fièvres palustres nombreuses et, pendant la bonne saison, quelques cas de dysenterie ; mais ces affections diminuent de jour en jour sous l'influence des plus simples mesures hygiéniques. Diégo-Suarez présente tous les avantages des climats maritimes et les tuberculeux qui voyagent en mer y séjournent sans inconvénients. Les climats chauds appellent le sang à la peau et décongestionnent ainsi les organes du centre et particulièrement les poumons. En second lieu vient le pays des Betsiléos, qui est à une altitude assez considérable. La tuberculose y est très rare, malgré la misère et l'immoralité des indigènes, et, quand des cas de phthisie se présentent, ils évoluent lentement. Le pays des Betsiléos est compris entre le 19° et le 22° de latitude, il est situé sur les hauts plateaux, non loin de la côte, mais dans une région d'un accès difficile. On y rencontre des Anglais, des Norvégiens et quelques Français.

Ce pays se recommande avant tout par la salubrité et la douceur de son climat : là règne une sorte de printemps perpétuel, sans froid intense pendant l'hiver et sans chaleur excessive pendant l'été. La nourriture ordinaire des indigènes se compose de riz blanc, de manioc, de haricots et de maïs.

Tous les climats, toutes les températures sont échelonnés, en Asie, sur le versant méridional de l'**Himalaya**. A la base de ces montagnes gigantesques, la chaleur est équatoriale et le thermomètre atteint une moyenne annuelle de près de 28 degrés, c'est la moyenne annuelle maxima du globe terrestre. Au fur et à mesure qu'on s'élève, la température se refroidit et on rencontre, d'après M. Strachey, les neiges perpétuelles à plus de 5,000 mètres d'altitude sur le versant sud et à 4,250 mètres sur le versant nord, par conséquent à 4,000 mètres au-dessous des sommets les plus élevés. Les hauts plateaux des monts Himalaya ont été peu explorés jusqu'ici ; mais ce que nous en savons nous rappelle les stations les plus élevées des Alpes. Le plateau de Wa-Ho, à l'est de L'Hassa, situé à 5 ou 6,000 mètres d'altitude, est toujours couvert de neige. Il est remarquable par sa température douce, son silence morne, son aspect triste et silencieux, son ciel pur et serein. On n'y voit pas trace d'être vivant, pas un animal, pas une plante. L'éclat vif et éblouissant de la neige occasionne des opthalmies très douloureuses. Plus au nord, en pénétrant dans le Thibet, on arrive sur les hauteurs du Tant-La, le point le plus élevé du globe peut-être. Là, on jouit d'un spectacle grandiose et gigantesque, l'air est calme, le soleil bienfaisant et tiède, le mauvais temps rare, l'atmosphère froide et glaciale, les neiges éternelles. La raréfaction et la vivacité de l'air sont extrêmes et nullement contraires à la santé. Il y a quelque cinquante ans, un voyageur français malade, exténué par les fatigues et les privations, y recouvra la santé et les forces.

Au pied de ces hauteurs, dans un climat encore glacial, il y a, signalées par M. Huc, d'abondantes sources thermales sulfureuses et, dans les mêmes contrées, les sources salines immenses récemment découvertes par M. Bonvalot.

La tuberculose est extrêmement rare, ainsi que la scrofule, dans les froides steppes de l'Asie centrale; comme elle est rare aussi dans les régions polaires, chez les Esquimaux et en Islande. L'asepticité de l'atmosphère suffit à expliquer le privilège de ces contrées glaciales.

Darjiling, dans le Bengale occidental, doit à des conditions topographiques exceptionnelles un climat de la plus grande salubrité. Cette ville, d'environ 8,000 habitants, est situé à 2,000 mètres d'altitude sur les premières assises des monts Himalaya et domine la vallée du Ranjit. Le soleil envoie sur toutes les montagnes d'alentour ses rayons d'or pailletant d'étincelles fulgurantes les neiges éternelles. Bien loin, à l'horizon, se dressent dans l'azur d'innombrables sommets et des pics neigeux qui semblent vouloir se dominer et surgir les uns sur les autres. D'immenses glaciers brillants comme de l'argent en fusion, une grandiose et incomparable végétation s'épanouissant sous les vitales caresses d'une nature exubérante, et le soleil brodant sur le tout, en prodiguant les clartés et en provoquant les ombres, donnent à ce superbe tableau une puissance de coloris et une vigueur qui le rendent éblouissant. Par-dessus les monts, la mer du Bengale envoie constamment des courants de chaleur qui tempèrent les remous glacés descendant des neiges éternelles. La température annuelle moyenne de Darjiling est de 13 degrés. Les malades et les convalescents affluent de Calcutta et de toutes les parties du Bengale. L'Européen, atteint de tuberculose pulmonaire chronique ou épuisé par une maladie tropicale mortelle, va retrouver au pied de l'Himalaya la santé et la vigueur. Pendant les mois de chaleur, d'avril à octobre, Darjiling est le rendez-vous des Anglais riches qui habitent la plaine du Bengale. La ville est pourvue d'un chemin de fer, l'*Himalayan Rail-way*, qui la met en communication avec Calcutta et avec tout le Bengale.

Madras, sous la latitude de 14 degrés, est une ville irrégulière et bizarre : elle est divisée en deux parties distinctes : la ville blanche et la ville noire ; c'est l'Europe séparée de l'Asie par une esplanade. Des casernes, des maisons à toits plats dans le genre espagnol, la plupart entourées de petits jardins et séparées par de belles rues ombragées de grands arbres ; des palais, plusieurs bâtiments construits sur les modèles de l'architecture grecque ; ensuite une noble forteresse, avec ses glacis, ses embrasures ; enfin, un murmure de vagues qui résonne dans toute l'atmosphère et qui va en s'affaiblissant jusqu'à près d'une lieue de la mer : voilà la ville blanche. Puis, un immense village où la vie fourmille, des huttes de boues entassées les unes sur les autres ; ici, tout un quartier dans le genre portugais ; ailleurs, une maison isolée parmi les huttes, couverte de tuiles, mais bâtie d'un seul étage et peinte en bandes verticales de diverses couleurs ; au-dessus, des cocotiers élançant leurs gerbes empanachées, le tamarin, le pipeul, le figuier sacré s'appuyant à terre par vingt troncs vigoureux, formant des voûtes et secouant de ses vastes rameaux l'ombre, la fraîcheur, le sommeil ; un peuple bronzé qui dort, qui travaille, qui fume, qui fait ses ablutions : voilà la ville noire. Dès la fin de janvier, la température reste invariablement au-dessus de 30 degrés et le *punkah*, grand éventail, devient nécessaire jour et nuit. Le climat est chaud et humide ; mais adouci par la mer, il reste tempéré ; sa moyenne thermométrique annuelle est de 27 degrés, sa moyenne estivale est de 31 degrés, sa moyenne hivernale de 17°,8. La campagne de Madras, *the garthens*, est délicieuse, toute peuplée de villas et de jardins où les fleurs embaumantes se mêlent aux arbres et aux plantes les plus belles. C'est au milieu de cette riche nature que les poitrinaires vont se fixer : ils se sentent pleins de vie près d'une végétation enchanteresse et parfumée ; les forêts abondent en essences odoriférantes. Dans la saison chaude, il souffle de la terre un vent impétueux et brûlant, le *hot wind*, le simoun de l'Inde : il soulève à Madras une telle poussière qu'on peut à peine ouvrir les yeux, il apporte avec lui un air si embrasé que, par moments, on croit respirer des flammes.

Heureusement, la nuit, en ramenant la brise de mer, donne un peu de fraîcheur pour permettre le sommeil. Les malades doivent alors se retirer du côté des hauts plateaux, pour y jouir d'un air plus pur et plus frais.

Non loin de Madras, à **Ootocamund**, tout Européen riche et élégant possède une villa et y vient passer les mois les plus chauds de l'été. Là aussi se rendent les tuberculeux en grand nombre. Le séjour y est délicieux ; aussi voit-on une infinité de maisons de campagne répandues sur toutes les pentes et dans les vallées des Nilgherries. Jamais, il ne fait chaud dans cette région. Les matinées et les soirées y sont même assez froides pour nécessiter toujours du feu. Souvent, à la tombée de la nuit, le thermomètre marque 8 degrés. Les environs de Madras offrent une région qui est sans contredit une des plus fertiles et en même temps une des plus belles qui soient au monde. De grandes chaînes de montagnes, des arbres de toute espèce, des lacs, des cultures merveilleuses, entremêlées et disposées à souhait, font de ce pays un spectacle enchanteur ; on y voit des paysages invraisemblables, tant ils sont pittoresques et coquets. Transporté au milieu de cette végétation exubérante et variée, au milieu de ce pays vraiment féerique, le poitrinaire y retrouve un moral excellent, une nutrition active ; les forces se refont peu à peu et, maintes fois, la santé se rétablit complètement.

Sous le climat de l'Inde, une vie sobre est indispensable,

aucun excès ne reste impuni. L'abus des spiritueux, sans grand inconvénient sous le ciel brumeux de l'Angleterre, devient toujours mortel dans ces régions. On ne peut mieux définir la chaleur de l'Inde qu'en la comparant à celle d'une serre chauffée à la vapeur d'eau et maintenue entre 30 et 45 degrés. Sous l'influence d'une pareille température, la végétation acquiert une force et un développement prodigieux. A côté de cette vitalité de la végétation, les maladies menacent l'homme à tout moment et l'oblige à vivre conformément à l'hygiène; c'est le choléra bien plus dangereux pour l'indigène que pour l'Européen, ce sont les maladies de foie, les insolations et les fièvres. Enfin, dans l'Inde, il n'y a pour ainsi dire que trois saisons: les chaleurs vont du 1er février au 15 juin; les pluies commencent à cette date et finissent au 1er octobre: le reste de l'année, c'est l'hiver, la seule saison qui soit saine; bien plus, elle est vraiment délicieuse. Ce sera donc pour les malades le moment de séjourner aux Indes et même à Madras. Au sud de cette ville, il nous reste une station.

Dans une région où le pittoresque se retrouve comme le grandiose de la Suisse et la richesse de végétation des tropiques: des rocs énormes, des pics dentelés qui s'élancent jusqu'aux nues, des vallées d'une profondeur effrayante, tout cela est rempli et recouvert d'arbres gigantesques, de bananiers, de bambous reliés entre eux par une multitude de lianes et de plantes grimpantes. Au milieu de cet océan de verdure, à 2,300 mètres d'altitude, se trouve la petite ville de **Connor**. On y respire un air vif, sec et presque froid. C'est une vraie résidence d'Europe transplantée sous les tropiques, de nombreux cottages sont disséminés sur le penchant des collines qui l'entourent. La tuberculose est rare sur ces hauts plateaux, et les malades y jouissent de tous les bienfaits des climats d'altitude.

Le **Tonkin**, entre le 20° et 23° de latitude, n'est pas un pays radicalement insalubre comme le Gabon, le Sénégal ou la Guyane. On y jouit d'une saison fraiche très accentuée, pendant laquelle l'Européen énervé par les chaleurs retrouve ses forces, et certaines stations occupées par les Français depuis longtemps dans ce pays, bien avant la conquête du Tonkin, étaient considérées comme des *sanatoria* vers lesquels on a dirigé, à plusieurs reprises et avec un grand avantage, des troupes anémiées par le climat de la Cochinchine [1]. Il est vrai que le choléra, les fièvres paludéennes, la dysenterie augmentent beaucoup la mortalité de ce pays. Les tuberculeux y feront, après un voyage en mer, une étape soit sur les côtes maritimes, soit sur les collines de l'intérieur. On n'y trouve pas le confort des pays européens. L'année est partagée en deux saisons : pendant la saison pluvieuse, de juin à septembre, la plaine est inondée par la crue des cours d'eau; pendant la saison sèche, d'octobre à février, les eaux baissent. Les régions montagneuses sont peu exploitées, bien qu'elles soient plus saines que les vallées.

Comme dans l'Himalaya, on trouve toutes les températures et tous les climats dans les Cordillères des **Andes** qui sont assez rapprochées de l'équateur. Sous l'équateur même, mais à 3,010 mètres d'altitude, à Quito, la phthisie n'existe pas. L'air y est pur, vivifiant, on y jouit des avantages des climats d'altitude. La moyenne de la température hivernale y est de 10 degrés à peine. A Jauja, dont l'altitude est de 3,408 mètres, dans les Andes du Pérou, beaucoup de poitrinaires vont chercher une guérison qu'ils n'ont pu trouver ailleurs. Là, ils ont une vraie station d'altitude bien plus élevée que les autres stations, avec toutes les qualités de l'air raréfié; ils ont un climat tempéré favorable à l'inflammation chronique du poumon, ils ont en hiver une température moyenne de 7°,5. Ce climat des hauts plateaux des Andes est de la plus grande utilité, quand on veut combiner

1. *Semaine médicale*, 1889, p. 80.

les voyages en mer avec les climats d'altitude. Nous dirons même que les effets de ces climats combinés sont en général très satisfaisants.

Dans l'Amérique septentrionale, deux centres principaux situés à une altitude élevée entre le 35° et le 40° de latitude ont joui jusqu'à notre époque d'une immunité réelle vis-à-vis de la tuberculose : les hauts plateaux des montagnes Rocheuses dans l'État du Colorado, les stations élevées des monts Alleghany dans les États du Tenessée et de la Caroline du Nord. D'une manière générale, on peut dire que ces deux centres sanitaires appartiennent à la zone isothermique de 15 degrés. Une station des monts Alleghany, située sous le 35°40' de latitude et à 760 mètres d'altitude, Nashville, jouit d'une immunité presque complète malgré une population de plus de 100,000 habitants. Elle possède un sanatorium très fréquenté. D'autre part, comme on l'a dit, au lieu d'introduire de l'humidité dans le poumon tuberculeux, il faut chercher à la diminuer, en raison du catarrhe. Or, le climat du Colorado est excellent pour obtenir cet effet, puisque, d'après M. Dennison, de Denver, le poumon élimine en vingt-quatre heures un demi-litre d'eau de plus au Colorado que dans la Floride.

Il faut aux phthisiques l'action tonique et vivifiante des altitudes. C'est là, dit Lombard, une des plus précieuses découvertes de la science moderne. Les Cordillères, les montagnes Rocheuses, l'Himalaya, la Suisse, le Jura, le Harz, l'Ecosse offrent un séjour qui est recommandé pour l'été par les médecins français, pour l'été et l'hiver par les médecins suisses, américains, anglais et allemands.

Dans les régions élevées, dit le professeur Jaccoud, on respire un air plus raréfié, moins riche en oxygène ; mais l'ozone y est augmenté, les évaporations cutanée et pulmonaire sont plus rapides, l'exosmose est facilitée, l'air est plus pur et plus transparent. Dans ces conditions, les échanges gazeux sont accélérés, les respirations plus profondes et plus efficaces. De là, l'élargissement de la poitrine et l'augmentation de la capacité pulmonaire [1].

1. Jaccoud. *Dictionnaire de médecine et de chirurgie pratiques*, t. XXVII.

CHAPITRE III

STATIONS DE PLAINE

On range parmi les climats de plaine certaines stations chaudes maritimes et toutes les stations chaudes non maritimes. Aux premières appartiennent Madère et Arcachon dans l'océan Atlantique; Alger, Palerme, Catane, Corfou dans la Méditerranée; Venise dans l'Adriatique. L'air y est pur et riche en ozone, la température uniforme, la pression atmosphérique élevée, la lumière vive. Parmi les secondes viennent se ranger le Caire, la Nubie, les bords du Nil, surtout Pau, Pise, Rome, Montreux, Méran, Lugano, les bords du lac Majeur. Là, on trouve une atmosphère pure, une température douce et égale, peu de vent, plus ou moins d'humidité. La plupart de ces stations sont calmantes.

Avant de passer aux détails des stations de plaine, nous dirons un mot des stations d'altitude moyenne, qui conviennent à la plupart des formes de la tuberculose et ne se sont jamais montrées nuisibles à aucun tuberculeux. Les poitrinaires pris en général et sans distinction d'âge, de tempérament ou de diathèse, s'accommodent beaucoup mieux du climat d'altitude moyenne que des stations des hauts plateaux, mieux même que des stations maritimes. Aussi, les plus fameux *sanatoria*, ceux qui guérissent le plus de tuberculeux, sont tous situés dans le climat d'altitude moyenne :

Falkenstein, sur le Taunus, est à 500 mètres d'altitude; Görbersdorf, en Silésie, est à 550 mètres; Aussée, en Styrie, à 700 mètres; Gaudal, en Norvège, à 800 mètres.

A ce climat moyen appartiennent aussi le Vernet et Amélie-les-Bains dans les Pyrénées, Gréoulx et Grasse sur les derniers contreforts des Alpes de Provence, Evian et Montreux au bord du lac Léman, le versant méridional des Alpes avec Méran, Lugano, le lac de Côme, le lac Majeur.

Grasse, « la ville des parfums, » est bâtie en amphithéâtre au milieu des collines à cinq ou six lieues de la mer et à une altitude de 325 mètres. Admirablement abritée contre tous les vents froids, cette station jouit d'un climat très salubre et très doux, même au cœur de l'hiver. Les tuberculeux éréthiques se trouvent bien de ses effets à la fois sédatifs et toniques. La plus belle promenade de Grasse, le Cours, est, selon l'expression de Stéphen Liégeard, une terrasse aux magnifiques et lointaines échappées, d'où le promeneur peut saluer la mer bleue par-dessus les vagues immobiles d'un océan de verdure. En effet, bien que la température de Grasse soit un peu inférieure à celle de Cannes, sa voisine, la végétation n'en est pas moins luxuriante. Le sol y est très fertile et produit une grande quantité de fruits pour la confiserie et de fleurs pour la parfumerie. La campagne de Grasse est un vallon enchanteur, un jardin de fleurs parfumées, une vraie terre promise où rochers et huttes pittoresques s'abritent derrière les oliviers. Là, les moissonneurs vont cueillir, à pleine corbeille, les roses, les tubéreuses, les jasmins et toutes les fleurs qui ont valu à Grasse sa renommée. Rien d'étonnant que Frédéric Mistral[1] ait chanté en de si beaux vers cette plaine ravissante :

... Vau d'amour, pal sino, encensié,
Ounte lou ro, la capitello,

1. Calendau. C. XII.

D'ouliveiredo s'enmantello,
Ounte li fémo, a canestello,
Meissounon jaussémin, tubérouso é rousié.

Evian est une petite ville étagée sur les collines qui forment la rive savoisienne du lac de Genève. Son climat est calmant et doux, son air salubre, sa situation ravissante; on y jouit de la vue la plus magnifique sur le lac. A ces agréments, elle joint l'avantage de sources alcalines froides. Ces eaux, disons-le en passant, sont admirablement supportées par l'estomac et agissent comme d'excellents diurétiques. Cette station convient à merveille pendant l'été. Les malades y trouvent air pur, paysages agréables, nombreuse société, distractions de toutes sortes.

Montreux jouit du même climat qu'Evian. Situé dans un des sites les plus recherchés des bords du lac de Genève, il est à une altitude de 375 mètres. Pendant l'hiver 1876-1877, il avait une moyenne hygrométrique de 79,7 p. 100, soit 12,78 à la température du corps humain. Montreux est sous le 46°30' de latitude, a une température annuelle moyenne de 12 degrés; la moyenne hivernale est de 5 degrés et la moyenne estivale de 20 degrés. Le climat y est donc tempéré et attire beaucoup de malades et de convalescents, surtout pendant la saison d'été. Tous les sites les plus pittoresques du lac de Genève sont d'ailleurs fréquentés pendant la belle saison.

Maintenant viennent les stations de plaine qui ont pour types principaux et remarquables : Pau, Pise et Le Caire.

Pau, sous la latitude de 43°10', a une température annuelle moyenne de 14 degrés, une température hivernale de 6°,8. C'est une station humide et sédative, convenant aux poitrinaires éréthiques ou nerveux. Ce qui frappe le plus à Pau, c'est le calme de l'atmosphère : le vent est rare, la température est généralement douce, la mer éloignée. Le ciel y est souvent nuageux et il y a beaucoup de jours de

8

pluie. Comme, avec ces conditions météorologiques, le sol est très perméable et que la localité est bien abritée par une chaîne de montagnes, l'atmosphère est toujours médiocrement humide et exerce sur les divers systèmes une action éminement sédative. Pau est admirablement disposée pour une cure de printemps à cause de toutes ces conditions climatériques; c'est comme une étape entre les stations hivernales de la Méditerranée et les stations estivales pyrénéennes. Elle est parfaitement indiquée pour les tuberculeux irritables.

Dax, dans les Landes, est à une altitude de 20 mètres seulement et à une distance de dix ou onze lieues de l'Océan, assez pour ne pas en ressentir l'action immédiate. Cette ville possède un climat calmant, exceptionnellement favorable : une température douce, uniforme, sans variations subites; une atmosphère suffisamment humide. La chaleur des sources thermales de Dax (elles sont presque bouillantes, puisqu'elles atteignent jusqu'à 60 degrés) contribue à rendre l'air à la fois chaud et humide : la moyenne hivernale est de 8°,3. On obtient sur l'innervation, sur le cœur et la poitrine, une action sédative qui se traduit par une diminution de l'impressionnabilité nerveuse, par le ralentissement du pouls et un abaissement sensible du rhythme respiratoire. Les tuberculeux éréthiques, les hémoptoïques, les sujets irritables trouveront là une excellente station. A côté de la cure climatérique, il y a la cure hydro-minérale suivie par les malades d'une extrême sensibilité au froid, tels que les sujets atteints de maladies des voies respiratoires, de toutes les formes de goutte et de rhumatismes. Les eaux de Dax sont peu employés en boisson; elles le sont surtout en bains, douches, piscines et étuves.

Quelques médecins considèrent **Montpellier** comme une station sanitaire : d'autres trouvent que son climat est légèrement humide et pluvieux, que le mistral y est violent et glacial, que les fièvres paludéennes y sont en permanence.

Ces inconvénients mis à part, cette station jouit été et hiver d'une température douce et tempérée, très propre à calmer l'irritation des bronches, à déprimer le système neuro-vasculaire et à retarder l'évolution de la tuberculose. Les avantages compensent-ils les inconvénients? A cela, nous répondrons qu'il y a des stations, et en grand nombre, qui sont bien préférables. Montpellier n'est plus aujourd'hui qu'une station de second ordre.

Pise, dans la Toscane, a un climat plus énervant et plus relâchant même que Pau, c'est la plus déprimante des stations sanitaires. Cette ville est dans le calme le plus parfait, située qu'elle est sur les rives de l'Arno au milieu d'une vaste plaine entourée de montagnes et de collines qui forment, en se repliant sur elles-mêmes, un rempart naturel contre les vents du Nord-Est ; les montagnes abritent tout le côté du Nord jusqu'au Sud-Ouest et ne laissent la vallée ouverte qu'au Sud. Aussi, dans cette localité, il n'y a ni mouvement ni vie; les habitants ont un tempérament lymphatique qu'ils doivent sans doute à l'action déprimante d'une atmosphère tiède, humide et souvent mélangée de brouillards. Pise est indiquée chez les éréthiques, dans les phases aiguës et subaiguës de la phthisie. Elle est contre-indiquée chez les tuberculeux apathiques dont la vitalité semble être au-dessous du niveau normal, car alors on pourrait voir la toux et l'oppression augmenter, les tubercules se ramollir, les cavernes se creuser, les hémoptysies passives survenir d'emblée.

Rome, ville de 300,000 habitants, se trouve sous la latitude de 42° et jouit d'une température annuelle moyenne d'environ 18 degrés. On peut y souffrir des deux températures : les plus chaudes montent jusqu'à 38 degrés et les plus froides descendent à 5 degrés et même plus bas encore. Peu d'années se passent sans couvrir le sommet du Soracte d'un manteau de neige; il neige très peu à Rome, deux ou trois jours au plus chaque hiver. En revanche, les changements brusques de température n'y sont point rares, ils sont même très sensibles en hiver et au printemps, matin et soir surtout, ce qui rend cette station peu recommandable aux phthisiques impressionnables comme les Français. La moyenne annuelle des jours de pluie est de 114, le minimum observé fut de 56 en l'an 1828, le maximum fut de 158 et eut lieu en 1784. On jouit à Rome d'une lumière qui est vive, sans cesser d'être douce à la vue. L'air est moite et teint de vapeurs richement colorées. Cette moiteur, des médecins anglais l'ont remarqué, est favorable à la guérison de la tuberculose dans ses commencements.

Ouverte au Nord-Est et au Sud-Ouest, Rome est sous la double impression des vents froids et secs qui passent au-dessus des cimes de l'Apennin et des montagnes voisines, puis des vents tièdes et humides qui soufflent sur le territoire d'Albe, d'Ardée et sur la partie de la *Campagna* bordée par la mer. Les vents chauds y prédominent, car le pays est plus découvert du côté du Midi : la vallée du Tibre, largement ouverte, amène souvent des courants d'air chaud. Les conditions hygrométriques sont très prononcées à cause de la prédominance des vents humides sur les vents secs, à cause du voisinage et des crues du Tibre, à cause enfin de l'état de la campagne environnante. Les conditions climatériques et hygiéniques indiquent surtout Rome comme séjour d'hiver aux phthisiques anglais peu impressionnables. Souvent en automne, la température est vraiment paradisiaque; l'atmosphère est calme, tranquille et comme veloutée à l'œil; le ciel est d'une pureté transparente et, au milieu de cet azur sans fin, trône un soleil resplendissant, dont les rayons délicieusement attiédis exaltent et enivrent les étrangers : on sent et on savoure le bonheur de vivre.

Rome, a dit un médecin allemand, serait la plus salubre des capitales, si elle n'était pas Rome; il voulait dire, si elle n'était pas une agglomération de ruines, de catacombes, de vastes basiliques, de palais de marbre froids comme glace. En négligeant les précautions hygiéniques indispensables, l'étranger contracte bientôt la fièvre paludéenne. Pourtant, dans aucune ville d'Europe, sauf à Londres, les Anglais n'ont été moins sujets à la fièvre typhoïde qu'à Rome. Nulle part en Europe, ils n'ont, vivant au milieu de leur entourage ordinaire, présenté une longévité plus considérable. 18,000 Anglais habitent chaque année Rome en hiver et les collines de Toscane en été [1]. L'étranger qui, de passage dans cette ville, s'enthousiasme pour les œuvres d'art et les monuments historiques, expose sa santé et sa vie par tous les temps et de toutes les manières, car il se fatigue à l'excès, désireux qu'il est de voir le plus possible en quelques jours ou même en quelques heures.

Les mauvais temps pour Rome et la *Campagna romana* commencent en juin et juillet, saison du mauvais air, de la *mal'aria*, et atteignent leur maximum d'intensité en septembre, le mois le plus dangereux. En été, la plus petite fatigue, dit Horace, *adducit febres et testamenta resignat.* Sont également nuisibles les jours où souffle le vent du Sud-Est, le *plumbeus Auster.* La limite où la *mal'aria* n'a plus de traces et laisse régner l'air salubre est entre les altitudes de 120 à 150 mètres et, chose étonnante, à une altitude moindre les endroits les plus secs et les mieux aérés sont les plus malsains. On considère comme les seuls quartiers dangereux le Velabre et le bourg Saint-Pierre, avec tout le littoral qui sépare le Tibre du pied du Janicule. Pourtant dans ces quartiers l'air circule librement, la campagne voisine est agrémentée de cultures et, plus loin, de gracieuses collines sont chargées de vignes et couronnées de forêts de pins. A Rome, on ne doit jamais laisser la nuit ses fenêtres ouvertes, particulièrement en été; il ne faut sortir

1. David Joung. *Rome in Winter and the Tuscan Hills in Summer : a contribution to the climatology of Italy*; Londres, 1885.

que le manteau ou le pardessus sur le bras pour le mettre, si le temps venait à changer. Enfin, c'est au coucher du soleil et aux premières heures de la nuit que le poison palustre exerce en plein ses ravages. Les tuberculeux peuvent visiter Rome et, au besoin, y faire une assez longue étape, notamment en avril et en mai, mais rien n'indique dans ce climat, qu'ils doivent rechercher cette ville de préférence à toute autre comme station hivernale. Les enfants en seront éloignés autant que possible. Les poitrinaires adultes n'auraient peut-être rien à craindre des fièvres palustres, puisque plusieurs médecins pensent, après un grand nombre d'observations, qu'il y a antagonisme entre les bacilles tuberculeux et les micro-organismes de la *mal'aria*. Et de fait, les phthisiques sont assez rares à Rome.

Florence et **Milan** présentent de telles perturbations atmosphériques qu'on a réellement à redouter de leur désastreuse influence, si l'on choisit ces villes comme stations sanitaires hivernales.

Le **Caire** est une ville d'environ 400,000 habitants, dont 20,000 sont des résidents étrangers. Il est relié directement avec Alexandrie par un chemin de fer, qui facilite les communications avec l'Europe. Situé sous le 30° de latitude et dans un climat chaud, puisque la moyenne annuelle y est de 22°,4, le Caire offre les conditions climatériques les plus favorables. Il se trouve au milieu d'une arène friable et sèche où viennent se développer çà et là quelques bouquets de palmiers. Le ciel est ravissant : l'air est visible, palpable. C'est de la matière radiante, très dense et très légère, très vibrante et très calme, du bleu chauffé à blanc se détachant par couches horizontales très nettes. C'est de la lumière visible et presque tangible. Cette lumière d'Orient est tellement claire qu'elle supprime les distances : on voit comme à 100 mètres ce qui est à 2,000 ; tellement vive qu'on ne trouve plus en Occident que des couleurs pâles; d'une beauté si ardente qu'elle brûle le regard jusque sous le voile abaissé des paupières; d'une beauté si irrésistible que les yeux s'ouvrent d'eux-mêmes tout grands et l'aspirent de toute leur prunelle, pour mieux jouir de se brûler à cette flamme divine. Mais cette lumière si active et si vivante produit des ophthalmies et elle les produit très nombreuses.

Au Caire, on a d'un côté la civilisation européenne et moderne, de l'autre les coutumes orientales et traditionnelles. Tout à fait européen est le quartier de l'*Esbé-Kich*, agréablement dissimulé dans l'ombre des palmiers et des mimosas, bâti de belles maisons à hauts étages et à grandes fenêtres, percé de larges rues, habité et fréquenté par tout le monde, excepté par les indigènes. Comme dans toutes les villes de l'Orient, les indigènes sortent peu le jour, mais il y a un mouvement extraordinaire vers le soir dans tous les quartiers, surtout dans le *Mouski*, quartier français. L'Européen habite des quartiers salubres, des maisons saines, des hôtels confortables, il prend une nourriture de bon aloi et met des vêtements appropriés aux changements de temps et de saison. Quant aux fellahs, ils se soucient fort peu des règles les plus élémentaires de l'hygiène. Aussi, dans les deux villes les plus saines de l'Égypte, le Caire et Alexandrie, les tables de mortalité sont-elles favorables aux mesures hygiéniques des Européens. En juin 1889, la mortalité était au Caire de 60,2 p. 1000 chez les indigènes, de 38,2 p. 1000 chez les Européens; à Alexandrie de 52.1 p. 1000 chez les indigènes, de 18.8 p. 1000 chez les Européens. La mortalité des étrangers est doublée par celle des fellahs.

Le climat de l'Egypte est délicieux; mais, comme les habitants, il faut y être sobre. L'eau laisse beaucoup à désirer, particulièrement au Caire; ici, l'eau vient ou d'un canal d'eau stagnante ou d'une couche de sable située sur l'emplacement d'un ancien cimetière. Est-il étonnant dès lors que la fièvre typhoïde y soit tout à fait prédominante et qu'elle soit accompagnée de tout un cortège de fièvres mal définies, toutes maladies qu'on n'observe pas à Boulaq où les habitants font venir leurs eaux directement du Nil. L'eau du Nil est d'une extrême pureté, d'une suavité « douce et particulière » qu'elle conserve longtemps. On connaît le proverbe égyptien : « Qui a bu de l'eau du Nil reviendra forcément en boire. »

Le Nil monte du 19 juin au 15 octobre; à cette date, il baisse jusqu'en février. L'eau devient verdâtre, puis rouge pendant la crue. On observe encore au Caire d'autres maladies dues à l'eau et au climat. La diphthérie y est souvent fatale. De temps en temps, en été, une maladie hybride, ressemblant au choléra, fait son apparition et dure assez longtemps. Le calme de l'atmosphère, une température excessive, l'absence d'ozone, un brouillard épais, une chaleur étouffante, un ciel coloré en rouge annoncent dans la zone équatoriale, notamment dans les Indes et en Égypte, l'invasion des maladies cholériformes. Enfin, comme l'a constaté le Dr Hunter, le typhus est loin d'être rare en Égypte. En 1882, il y eut au Caire 17,296 décès, dont 10 p. 100 furent attribués à la fièvre typhoïde; 13.3 p. 100 à la dysenterie; 15 p. 100 au catarrhe gastrique. L'éléphantiasis, le sarcocèle, la lèpre n'y sont point rares. Le Caire manque d'un système d'égouts et de fosses d'aisances étanches, propre à assainir le sous-sol imprégné depuis nombre d'années des matières fécales d'une population nombreuse. Aussi, avec la crue du Nil, a-t-on toujours vu s'élever le nombre des décès dans une proportion très considérable parmi la population indigène, mais surtout chez les enfants d'au-dessous de cinq ans.

L'Égypte repose sur des couches de terrain d'alluvion, déposées par le Nil : or, celui-ci est bas en janvier et haut en septembre. On trouve parfois des quantités énormes de bactéries dans l'eau qu'on recueille et qu'on boit sans être filtrée ni suffisamment reposée pour déposer ses matières organiques. Les principales causes de l'ophthalmie sont, dans le désert, la réverbération du sable échauffé par un soleil ardent; dans les villes, le refroidissement subit de l'atmosphère et son extrême humidité à l'approche de la nuit; partout, chez les musulmans du moins, l'habitude de laisser des essaims de mouches sur les yeux des enfants.

Les tuberculeux sont rares parmi les indigènes du Caire, mais les quelques cas qui s'y présentent soit chez l'homme, soit chez l'animal, sont d'une violence singulière. Les indications du Caire sont très restreintes, comme, du reste, celles des stations dont l'air est très sec, la lumière très vive, la durée de la saison très courte. S'en trouveront bien les malades hypochondriaques, les poitrinaires atoniques, les bronchitiques à expectoration abondante. Si la phthisie est rare chez les fellahs, elle atteint assez souvent les nègres et, comme ils sont en nombre considérable, ils fournissent un sérieux appoint aux statistiques de la mortalité par phthisie dans les hôpitaux d'Égypte. Les immigrants européens ou turcs ne sont pas non plus entièrement à l'abri de la tuberculose, surtout quand ils portent en eux le germe de la maladie, quand en somme ils sont déjà atteints de phthisie latente. Sans doute, la tuberculose semble subir alors un temps d'arrêt dans son évolution et les phases ultérieures sont singulièrement retardées, puisqu'il ne s'agit que de la phthisie chronique à marche lente.

Bien plus, le climat égyptien est bienfaisant dans toutes les périodes de la phthisie confirmée. Au premier degré, l'air tiède et humide qui viendra sans cesse baigner le poumon pourra agir comme abortif du tubercule et en faciliter la résorption. Au deuxième degré, pourvu que la fonte tuberculeuse ne soit pas trop avancée, presque toujours l'expectoration s'amendera, l'hématose deviendra meilleure et le dépérissement prendra fin. Au troisième degré, on pourra constater parfois la cicatrisation de véritables cavernes. Les phthisiques qui iront en Égypte choisiront le

Caire de préférence, et là un logement exposé au Midi et situé dans la ville européenne. Ceux d'entre eux qui peuvent faire de grandes promenades feront bien, et souvent avec un avantage marqué, d'entreprendre le voyage de la Haute-Égypte et de la Nubie. Ils rechercheront la navigation sur le Nil, dont la vallée est un vaste tapis de verdure limité dans le lointain par le désert et ses sables. Enveloppés d'une atmosphère mollement humide, vaporeuse et chargée d'émanations goudronnées très salutaires aux poumons malades, les poitrinaires feront ainsi une promenade très agréable et très pittoresque, où ils pourront se livrer aux plus charmantes distractions en respirant l'air le plus limpide et le plus vivifiant. Là, les qualités de l'air atteignent leur maximum de puissance.

N'oublions pas que la température élevée du jour rend plus sensible le refroidissement de la nuit, il faut donc prendre avec soi des vêtements chauds pour le matin et éviter avec grand soin le soir les effets du rayonnement nocturne. Le voyage sur le Haut-Nil se fait dans les meilleures conditions, du 15 décembre au 15 février. On passe le reste de l'hiver au Caire même. Vers la fin de mars et dans le courant d'avril, règne le *khamsin*, vent du Midi, qui paraît souvent à cette époque et dure trois jours en moyenne : il embrase l'atmosphère et la charge d'un sable pulvérulent très préjudiciable aux phthisiques : il faut alors garder la chambre et tenir ses fenêtres parfaitement closes. On peut sortir depuis dix heures du matin jusqu'à cinq heures du soir; mais il faut se rappeler que, dans tous les pays voisins du tropique, le coucher du soleil produit presque sans transition un refroidissement subit de l'atmosphère et une condensation immédiate de vapeurs pernicieuses pour les constitutions délicates. On rentrera donc à bonne heure, dût-on sortir encore dans la soirée, quand l'équilibre se sera rétabli dans la température du sol et celle de l'atmosphère. Le Caire offre aux malades des ressources médicales et pharmaceutiques, des distractions variées, de ravissantes promenades, entre autres celle des Pyramides.

Les poitrinaires auxquels on prescrit le séjour en Égypte devront s'y rendre au commencement de novembre. Débarqués à **Alexandrie**, ils y resteront peu de temps. C'est bien plutôt un entrepôt de commerce qu'une station sanitaire. De plus, au voisinage de la mer, les variations météorologiques sont brusques et les pluies torrentielles. A la fin de mars et en avril, quand souffle le *khamsin*, Alexandrie offre un meilleur abri que Le Caire ; mais c'est aussi le moment de quitter l'Égypte. Le climat d'Alexandrie est capricieux et inégal : la fréquence des variations atmosphériques est telle même que parfois, dans une journée, on voit le thermomètre présenter des écarts de 15 à 20 degrés ; souvent, à des périodes d'une extrême sécheresse, succèdent des périodes de pluies incessantes. Si, d'autre part, les vents du Nord soufflent pendant neuf mois de l'année en Egypte, les vents d'Ouest, du Sud, de l'Est, ne sont pas rares et, ce qu'il importe de savoir surtout, c'est que dans le Delta les terribles vents du Sud, le *khamsin* entre autres, règnent principalement en hiver.

L'Égypte a toujours été recommandée pour son climat calmant comme séjour favorable aux poitrinaires. Elle a tous les avantages d'un climat où le ciel est ordinairement d'une pureté admirable, l'atmosphère d'un calme et d'une limpidité sans égale et le sol si merveilleusement doué qu'il réunit, dans une même splendeur, la végétation de l'Orient et celle de l'Occident. L'hiver en Egypte est précimen l'époque de l'année où les céréales acquièrent leur complet accroissement et leur maturité. On y fait la moisson, tandis que l'Europe est engourdie sous son manteau de neige.

Des environs du Caire et de l'Egypte. on peut rapprocher un pays qui est sous les mêmes latitudes : le **Mexique.** La plaine de Mexico est l'image de celle du Caire, sauf la ceinture de montagnes qui entoure la ville mexicaine. C'est la même atmosphère douce, un peu molle, la même poussière fine; ce sont les mêmes canaux d'irrigation avec leurs chemins poussiéreux; c'est enfin la même teinte grise des arbres. Comme aux environs du Caire, il y a à Mexico des marais et des lacs remplis de matières putréfiées; mais tout près, sur les premiers gradins de la colline de Chapultepec, s'élève la petite ville de Tacubaya où les malades vont jouir de l'ombre, de l'air pur, de la fraîcheur que donnent des eaux abondantes. Ce paysage est sous un ciel toujours bleu, il est pendant l'hiver sans pluie, sans vent, sans orage, éclairé par un soleil resplendissant et chaud; il donne l'idée de ces printemps perpétuels qu'on attribue si volontiers à l'Orient. Là pourtant, on redoute les tremblements de terre, et les maisons n'ont généralement qu'un seul étage en raison du peu de solidité du sous-sol. Toluca, jolie petite ville de 15,000 habitants, est à une altitude de 2,680 mètres, au milieu d'un plateau entouré de hautes montagnes et à trente lieues de Mexico : l'air y est pur, la lumière incomparable, le paysage grandiose, le ciel sans nuages; les rues sont bien alignées et d'une propreté vraiment remarquable; la population est sympathique.

Monclova rappelle l'Algérie : on y voit des collines dénudées, des broussailles, des cactus entre les roches grises, des yuccas, des aloès à la fleur gigantesque, un sable fin et sec qui se soulève en poussière. Enfin, la ville, assez belle du reste, d'Aguas Calientes est célèbre par ses bains chauds. Ainsi, les plateaux intérieurs du Mexique, *tierras frias*, sont salubres, tandis que les côtes, *tierras calientes*, sont très chaudes et malsaines. On jouit d'un printemps perpétuel dans la zone intermédiaire, *tierras templadas*. William Moore assure que la race européenne ne peut se fixer d'une manière permanente en Égypte et au Mexique.

Les stations maritimes océaniques peuvent en partie se classer parmi les stations de plaine à cause de leur action calmante : il faut nommer Madère, les îles Canaries, les

Açores; puis, sur la côte occidentale de la France, Arcachon et Biarritz.

Madère, sous le 31° de latitude, est une île verdoyante et boisée, située au milieu de l'Océan Atlantique. Les environs de Funchal sont vraiment magnifiques; mais un bien petit nombre de poitrinaires vont y passer l'hiver. Les Anglais forment la grande majorité des hivernants. Les sites sont pittoresques, le climat est d'une grande égalité : c'est un des endroits du monde qui donne la température la plus constante et la moins variable. Ce climat est humide et sédatif, il convient spécialement à la forme éréthique de la phthisie, même accompagnée de fièvre. Madère est toutefois légèrement excitant; car, s'il calme les tempéraments irritables, il fortifie aussi les lymphatiques. Bref, il modifie, dit-on, heureusement les lésions pulmonaires en maintenant la vitalité dans son équilibre normal. Bien qu'elle fasse espérer une amélioration dans n'importe quelle période de la maladie, cette station est considérée surtout comme prophylactique.

Madère est un de ces pays privilégiés où la nature se montre dans toute sa splendeur.

La végétation offre une sorte de jardin botanique où se trouvent réunis tous les végétaux du globe. C'est à Funchal ou dans les environs que les étrangers doivent établir leur résidence. Cette ville, séparée de la mer par une plage en pente douce, est disposée en amphithéâtre sur le versant d'une imposante chaîne de montagnes, dont le plus haut sommet, à 2,000 mètres d'altitude, est enveloppé d'une brume épaisse. Ce nuage de vapeur tempère les rayons d'un soleil ardent et maintient une chaleur et des reflets d'une douceur extrême. L'air y est toujours un peu humide à cause de la petite étendue de l'île et de ses montagnes; mais un peu d'humidité ne vaut-il pas mieux que trop de sécheresse? Madère, qu'on a appelée avec quelque raison la « Perle de l'Océan », a l'inconvénient d'être éloignée et d'exiger des frais considérables. Sans doute, les Anglais, passionnés pour la mer et les voyages, s'y rendent volontiers. Quant aux Français et aux Allemands, ils ne se décident que dans les cas désespérés, considérant cet éloignement comme un exil. Madère appartient au Portugal, ainsi que les Açores.

Les **Canaries**, sous le 29° de latitude, notamment l'île de Ténériffe qui a pour capitale Santa Cruz, jouissent du même ciel que Madère. Comparées à Madère, ces îles lui sont à peu près semblables sous le rapport de la végétation et de la société; elles lui sont inférieures par la distance et le confortable. Santa Cruz paraît plus belle et plus gaie que Funchal. La campagne et le séjour y sont plus agréables, d'après les uns; la campagne est moins belle et la végétation moins luxuriante, d'après les autres. On y cultive surtout le nopal. Le climat des Canaries est constant, puisque la différence entre la moyenne thermométrique de l'été et celle de l'hiver est de 5°,8 seulement : température moyenne de l'été, 23°,8; température de l'hiver, 18 degrés. La température annuelle moyenne est de 21°,8. Terminons par une remarque pratique. Tout ce qu'on trouve aux Canaries est de qualité inférieure, à part quelques articles spéciaux. Comme les ports de ces îles sont des ports francs et qu'on n'y fabrique guère que quelques meubles en sapin, tout ce qui sert à l'existence doit y être importé et le bon marché est la première condition de ces importations. Les indications thérapeutiques des Canaries sont celles de la Perle de l'Océan.

Les **Açores**, sous les 39° et 40° de latitude, ressemblent beaucoup à Madère et ont à peu près la même moyenne thermométrique. Elles sont moins fréquentées. Les îles principales sont San-Miguel, Fayal et Graciosa.

Dans les **îles Féroë**, la phthisie est fort rare. Thorshavn, leur capitale, a une température annuelle de 7°,6, sous une latitude de 62°. L'atmosphère est brumeuse, la flore peu développée, on y trouve des buissons rabougris, mais point d'arbre à fleurs. C'est à peine si, sur trente-cinq îles, la moitié sont habitées : on y compte 8 à 9,000 habitants.

Enfin, l'immunité pour la phthisie, dont jouissent les habitants des **Hébrides** et ceux du nord de **l'Écosse**, doit être attribuée bien plutôt à la libre ventilation de leurs huttes qu'au climat ou qu'à la fumée de tourbe qui s'échappe par la porte et par les lézardes de leurs habitations[1]. Les Hébrides sont sous les 57° et 58° de latitude, l'Écosse entre les 55° et 58°. Notons enfin que, à Carlisle, sous la latitude de 55°, la température annuelle moyenne est de 8°,3 ; le ciel est pur, la lumière vive et la végétation splendide. Bien des médecins préfèrent, comme stations sanitaires, les montagnes de l'Écosse aux côtes maritimes de cette contrée.

Arcachon et **Biarritz** sont légèrement froids pendant l'hiver, ce qui les fait passer au second plan pour cette saison ; mais elles sont très agréables et très fréquentées en été. Arcachon, sous le 44°40′ de latitude, a une moyenne annuelle d'environ 14 degrés. D'après les observations des Drs Pereyra et Hameau, cette station est indiquée dans la phthisie commençante chez les tempéraments à prédominance nerveuse et contre-indiquée chez les personnes de constitution à prédominance lymphatique. Climat doux, atmosphère résineuse, voisinage de la mer, abri des forêts de pins contre le vent de l'Ouest ; tels sont les principaux caractères d'Arcachon. Ainsi, tandis que le séjour dans le Midi provençal est tonique et propre à combattre la torpeur lymphatique, le séjour dans le Sud-Ouest de l'Aquitaine est sédatif et convient aux constitutions irritables et nerveuses.

1. Morgan. *British and Foreign medical and chirurgical Review*, 1860.

CHAPITRE IV

STATIONS MARITIMES

Nous avons dit dans un précédent chapitre ce qu'il fallait penser du voisinage de la mer. Nous allons reprendre une à une les stations maritimes les plus fréquentées sur les côtes océaniques et méditerranéennes ; dans les îles, celles de la Méditerranée surtout ; sur le littoral de la *Riviera di Ponente.*

I. — COTES OCÉANIQUES ET MÉDITERRANÉENNES.

Tout le long de la côte Sud-Ouest de l'Europe s'échelonnent une série de localités dont le climat est favorable aux maladies chroniques et particulièrement aux affections tuberculeuses. La capitale du Portugal, Lisbonne, sous le 39° de latitude, est située sur l'océan Atlantique et jouit d'une température très tempérée : les moyennes thermométriques sont 19 degrés pour l'année, 24 pour l'été et 14 pour l'hiver. En Espagne, nous avons dans la province de Galicie Le Ferrol, sous le 43°30′ de latitude, et Vigo, sous la latitude de 42°15′, dont les moyennes thermométriques approximatives sont de 10 degrés pour l'hiver et 15 pour l'année. Sur le golfe de Gascogne, sous la latitude de 43°20′, se trouve Saint-Sébastien, dont la température est en moyenne de 8 degrés en hiver et de 22 en été. Barcelone, sur la Méditerranée, est située sous la latitude de 41°30′ avec une moyenne annuelle un peu supérieure à 15 degrés, tandis que la température de l'hiver est environ de 8 degrés. Valence, Alicante, Malaga et Cadix sont également recherchées comme stations hivernales : leurs moyennes thermométriques augmentent à mesure qu'on se rapproche de l'équateur, c'est-à-dire suivant leur latitude respective.

Généralement, dans toutes ces stations, les conditions climatériques sont excellentes; mais comme le confortable laisse à désirer, les inconvénients l'emportent souvent sur les avantages.

La France a, dans son Midi provençal, les stations sanitaires les plus fréquentées du monde entier. Cette vogue est due au soleil radieux, au ciel bleu, au délicieux climat, dont cette contrée, peut-être unique sur le globe terrestre, jouit pendant tout l'hiver. Nous y reviendrons dans un article particulier.

L'Italie, outre ses belles stations de la Riviera di Ponente, possède plusieurs villes maritimes fréquentées pendant l'hiver. **Naples**, de même que Rome d'ailleurs, ne peut guère être recommandé aux phthisiques comme un séjour d'hiver. Constantin James va plus loin, il l'interdit formellement ; car, la partie occidentale du golfe est infestée par la malaria, tandis que la partie orientale est exposée aux vents boréaux qui charrient les brouillards du Sarno et la poussière volcanique du Vésuve. L'hiver est généralement plus doux dans les stations de la Riviera di Ponente qu'à Naples, grâce à certaines circonstances locales, parmi lesquelles il faut surtout faire entrer en ligne de compte l'exposition et les abris. La ville de Naples doit aujourd'hui à la tuberculose 25 p. 100 de ses décès. Il y a cinquante ans, elle lui en devait, d'après Journé, 40 p. 100. M. de Renzi a vu les bons effets obtenus pour calmer la toux et l'oppression chez les malades qui avaient respiré les vapeurs de la solfatare de Pouzzoles, cratère de volcan éteint, près de Naples. Sous la même latitude de 40°53', se trouvent **Salerne**, avec une moyenne hivernale de 10 degrés et **Castellamare**, jolie petite ville admirablement située dans le golfe de Naples ; cette dernière est bâtie sur l'emplacement de Stabiae qu'une éruption du Vésuve a détruite en même temps que Pompéï et Herculanum ; elle possède des sources minérales froides.

Le climat de **Venise** est essentiellement calmant ; c'est dit-on, la meilleure des stations hivernales de l'Italie, à cause de ses deux immenses avantages ; l'isolement au milieu de la mer Adriatique, l'absence de bruit et de poussière. De nombreux phthisiques s'y donnent rendez-vous chaque année pour jouir de son atmosphère modérément humide, légèrement aiguisée par les émanations marines, attiédie par les vents du Sud et ne subissant pas l'influence d'oscillations barométriques brusques. La gondole même semble faite pour les tuberculeux : on y est bercé avec tant de mollesse que les fibres se détendent et qu'on éprouve le plus agréable bien-être. Il faut dire pourtant que, au moment du reflux, des exhalaisons désagréables venant des lagunes se répandent dans l'atmosphère et pénètrent jusque dans les appartements. Pour éviter cet inconvénient plus désagréable que sérieux, on habitera de préférence les quartiers les mieux aérés ; la place Saint-Marc, la Piazetta, les bords du Grand Canal jusqu'au Pont du Rialto, le quai des Esclavons. L'évolution tuberculeuse sera prévenue et, si elle n'est qu'à son début, elle pourra être enrayée par le séjour à Venise, particulièrement quand la toux est sèche et l'irritabilité nerveuse excessive. A la seconde et à la troisième période de la tuberculose, le climat est moins salutaire ; l'atmosphère maritime n'a rien de restaurant pour les organes, il affaiblit même plutôt.

Comme la fonte des tubercules exige un traitement par l'air et les aliments pour suppléer à l'hématose et arrêter le dépérissement général, il vaut peut-être mieux alors se rendre à Madère.

Toute la côte septentrionale du **continent africain**, depuis Mogador et Tanger jusqu'à Alexandrie et Port-Saïd, offre un grand nombre de stations sanitaires. Eu égard à leur latitude, ces stations sont généralement plus chaudes, mais aussi plus humides, que le littoral européen. Les phthisiques recherchent avant tout la chaleur et le soleil; point trop n'en faut pourtant, car un climat torride émousse l'appétit, alanguit les fonctions, énerve les malades. Ainsi, dès le mois de mars, la chaleur est telle que la promenade à pied dans l'après-midi et l'exercice au grand air et au soleil ne sont plus de saison à Madère, à Ténériffe, à Alger.

On ignore si la phthisie existait en **Algérie** avant l'occupation française. Ce qui est certain, c'est que, il y a cinquante à soixante ans, les cas de phthisie étaient très clairsemés, tandis que maintenant ces cas deviennent de plus en plus nombreux et le mal a suivi, aussi bien dans l'élément civil que chez les militaires, une marche régulièrement ascendante de 1882 à 1887. Pendant ces cinq ans, la province d'Alger, a fourni 1,346 cas, celle de Constantine 822 et celle d'Oran 766. Si le climat chaud d'Algérie n'arrête pas le développement de la tuberculose, il la fait évoluer lentement et cela tient sans doute à ce que les valétudinaires passent la plus grande partie de la journée à l'air libre. Les phthisiques qui vont, toujours plus nombreux, hiverner en Algérie pourraient bien être cause de la propagation de la maladie. Il paraît même que l'infection bacillaire, gagnant de proche en proche, a fini par s'étendre jusqu'aux localités les plus méridionales de l'Algérie, telles que Biskra, Laghouat, Mecheria. Les tuberculeux ne bénéficient du climat algérien que si les lésions locales ne sont pas trop avancées et n'ont pas dépassé le premier degré. Les porteurs de cavernes meurent d'ordinaire aussi vite et parfois même plus vite qu'en France.

Les climats du littoral algérien sont créés, dit M. Pauly, d'Oran, à la fois par l'influence saharienne et par les vents habituels régnants sur la Méditerranée ; tous ceux-ci vont du Nord au Sud et amènent la sérénité du ciel. Ces mêmes vents combinés avec le froid des couches supérieures de l'atmosphère donnent une grande humidité au littoral algérien, même quand les pluies ont cessé depuis longtemps. Sous ce rapport, on ne saurait trop vanter les climats de l'intérieur du pays où l'humidité de l'air diminue et surtout ceux des Hauts-Plateaux et même du Sahara.

Entre le moyen et le grand Atlas s'étend la région des Hauts-Plateaux, ayant de 700 à 1,000 mètres d'altitude. C'est une plaine sans arbre, parsemée de *schotts* ou lacs salés, et couverte d'alfas et d'armoises, qui nourrissent les troupeaux du Sahara en été. Le Sahara algérien est la portion du désert situé au delà du grand Atlas : elle comprend des steppes et quelques oasis fertiles en dattiers. Le Sahara est privé d'eau de mai en octobre, il se couvre en hiver d'une végétation herbacée.

Les influences climatériques de l'Algérie, grâce à la permanence du beau temps, développe une race de colons robuste et pleine de sève ; mais il y faut une vie très active, très mouvementée, la vie d'agriculteur. La phthisie peut s'améliorer sensiblement sous ce climat dans les conditions de bien-être et de liberté des touristes. Enfin, on remarque une décroissance constante de la mortalité des Européens. La race indigène subit le contre-coup habituel et comme fatal de l'introduction de la race civilisée conquérante. Il n'y a pas de croisement possible entre les Européens et les Berbères en voie de dépérissement.

Sur le littoral africain, plusieurs points conviennent sans doute parfaitement pour les stations hivernales ; mais c'est à Alger surtout, sous le 36°31′ de latitude, sur les coteaux magnifiques de Mustapha supérieur, que vont se fixer les phthisiques. Cette station, une des plus fréquentées sans contredit, jouit d'un climat excitant à variations brusques. Le sol est remarquable par sa puissante fécondité, par sa riche végétation ; une ceinture de montagnes du côté du Sud protège la ville contre le terrible sirocco, vent du désert; les brises de la mer y ont un libre accès et viennent tempérer de leur souffle les ardeurs de l'été; parfois enfin la température baisse brusquement et d'une façon tout à fait imprévue ; de brûlante, elle devient subitement glaciale. Tel est le climat d'Alger. L'Arabe qui le connait bien, faisons-le remarquer aux hivernants, ne porte jamais que des vêtements de laine blanche, les meilleurs assurément pour un climat qui, sans cette précaution, peut devenir meurtrier.

A peine débarqué sur le littoral algérien, on éprouve une surexcitation générale : l'appétit augmente, les sécrétions deviennent plus actives, on sent un besoin impérieux de mouvement, un sang plus chaud semble bouillonner dans les vaisseaux sanguins. Les constitutions molles, lymphatiques, portant l'empreinte de la scrofule, se modifient complètement et même assez vite, surtout quand il s'agit de la scrofule des enfants. Il n'en est pas de même des tempéraments nerveux et impressionnables : ils y trouvent, eux, non pas la guérison de leur phthisie, mais une fin prématurée. Un médecin, chargé jadis d'une mission officielle pour étudier le climat de l'Algérie, observa une vingtaine de malades, éréthiques sans doute, atteints de phthisie à des degrés divers : il les a vus tous successivement périr par une répétition plus prompte des symptômes morbides, par une évolution plus rapide des tubercules.

Puisque nous parlons de l'Algérie, disons quelques mots de « la zone d'influence française ». Dans le Soudan, sur les grandes lignes qui relient le Sénégal à l'Algérie, le climat est extrêmement meurtrier pour les Blancs : leur mortalité a atteint jusqu'à 42 p. 100; aujourd'hui, elle n'est plus que de 25 p. 100, grâce aux précautions hygiéniques dictées par l'expérience. Là, tandis que la tuberculose fait périr les Noirs en grand nombre, les fièvres et les maladies des régions tropicales déciment les Blancs. Plus loin, le très humide climat du Niger, si perfide pour l'existence de l'homme blanc, a réservé toutes ses faveurs à la végétation. Dans la région du haut et du moyen Niger jusqu'à son delta, l'année est divisée en deux saisons : la saison de la sécheresse et celle des pluies. La sécheresse commence généralement à la fin de novembre pour finir au mois de juin; la végétation est en souffrance, les habitants, et surtout les Européens, recouvrent la santé et la vigueur. La saison des pluies commence généralement à la fin de mai et dure jusqu'à la fin de novembre; elle est très malsaine : la chaleur est lourde et humide. Pour nous en donner une idée, le commandant Mattéi affirme que les chaussures, toujours mouillées, moisissent du jour au lendemain; on transpire abondamment, le visage ruisselle nuit et jour; le corps est dans un état constant d'affaiblissement. Les inondations apportent, par surcroît, des miasmes putrides qui causent, avec la malaria et autres fièvres, la mort de tant d'Européens. A Egga, en 1882, le thermomètre a oscillé entre 20 et 30 degrés, sans dépasser 30 degrés au milieu du jour. Un vent chaud venant de l'Est, le *harmattan*, souffle dans la saison de la sécheresse et dure deux à huit jours; c'est le *sirocco* des Algériens.

L'atmosphère est dans toute la région désertique d'une pureté à peu près inaltérable. C'est seulement dans le voisinage des montagnes que les nuages s'accumulent et se précipitent périodiquement en pluies plus ou moins abondantes. Dans les plaines, il ne pleut jamais et nul voile n'intercepte pendant le jour les rayons ardents du soleil ni n'atténue pendant la nuit le rayonnement terrestre. Il en résulte des alternatives constantes de chaleur dévorante, tant que le soleil est au-dessus de l'horizon, et de refroidissement rapide, souvent très intense, lorsqu'il a disparu. Dans le Sahara, le thermomètre monte souvent au-dessus de 50 degrés au milieu du jour, et il n'est point rare de le voir descendre au-dessous de 0 degré vers deux ou trois heures du matin. Ces grandes oscillations sont très nuisibles aux tuberculeux, puisqu'ils produisent la phthisie rapide chez les indigènes qui ont la poitrine atteinte. Le sol est partout uni comme la surface de l'Océan. Cette uniformité du terrain, avec sa nature siliceuse, argileuse ou calcaire, contribue à rendre plus brusques les changements de température qui se produisent soit le jour, soit la nuit. En effet, le sable réfléchit la chaleur du soleil à mesure qu'il la reçoit; il n'en absorbe que des quantités insignifiantes qu'il perd en quelques instants, dès que la source calorifique vient à manquer. D'autre part, dans ces plaines immenses où nul accident de terrain ne peut s'opposer aux mouvements de l'air, le vent acquiert une force et une vitesse croissantes et prend bientôt tous les caractères d'une tempête. Ajoutez à cela le manque complet d'eau qui constitue le caractère essentiel des sables du désert.

2. — CLIMATS INSULAIRES.

Les îles jouissent ordinairement d'un climat doux et tempéré avec une température constante : là, jamais chaleur torride ni froid intense. Plusieurs îles de la Méditerranée se sont acquis à juste titre le renom de station sanitaire. Les **Baléares** reçoivent tous les hivers quelques tuberculeux. Bien qu'elles soient sous les latitudes de 39° et 40° de latitude et qu'elles aient une température moyenne annuelle d'environ 18 degrés : maximum estival 33 degrés, minimum hivernal 7° 7, elles n'offrent pas le confort suffisant pour attirer les étrangers.

La Corse et la Sardaigne voient un peu plus d'hivernants; mais, c'est surtout à Ajaccio, sous le 42° de latitude, que les malades vont se fixer. La station hivernale d'Ajaccio jouit d'un climat marin tempéré, intermédiaire entre le climat d'Alger et celui du littoral méditerranéen. L'air y est d'une grande pureté, les vicissitudes atmosphériques sont peu marquées, les variations saisonnières se font graduellement, le baromètre présente des oscillations passablement limitées dans ses mouvements diurnes et mensuels, enfin, tandis que la température moyenne est de 17°,55, la moyenne de la saison hivernale est de 14 degrés.

La Corse, par son heureuse position géographique, par son climat si favorisé, par sa merveilleuse fertilité, est un pays magnifiquement doté par la nature. Que de richesses méconnues ou inexploitées! Ce sont des montagnes couvertes de forêts grandioses, un aspect sauvage et mystérieux, le terrain vierge des maquis, la terre classique des anciens bandits. Ce sont de nombreuses sources minérales remarquables par leur abondance et leur thermalité : les eaux sulfureuses chaudes de Pietrapola, de Guitera, de Caldaniccia, de Guagno; les sulfureuses froides de Puzzichello; les ferrugineuses froides d'Orezza, de Pardina.

Ischia, dans le golfe de Naples, est une île de formation volcanique. Elle possède des sources minérales très renommées, spécialement appropriées aux tempéraments lymphatiques et strumeux. On y trouve des sites enivrants, une atmosphère volcanique, une végétation exubérante. Ischia a beaucoup perdu depuis le funeste tremblement de terre de l'été 1883.

Les stations siciliennes se rapprochent de Tunis par leur température moyenne qui est pour l'année de 20 degrés environ. **Palerme**, sous le 38° de latitude, n'est pas la ville que l'on a tant vantée. La température y est sujette à de grandes irrégularités. Les mois de janvier et de février y sont généralement froids et on y trouve peu d'habitations avec des chambres à feu; on en est réduit à recourir au brasero qui est détestable pour les affections des voies respiratoires et particulièrement pour la tuberculose. De plus, la ville offre peu de ressources pour le confort et même pour la tranquillité de l'esprit, comme d'ailleurs toute la Sicile. Catane, sous le 37°30' de latitude, ressemble sous plus d'un rapport à Palerme.

Dans l'île de **Malte**, le climat est très doux toute l'année, on n'y connait aucun moyen de chauffage. Cette île a un aspect tout oriental, une riche végétation composée surtout de caroubiers, d'orangers, de cactus opuntia et de quelques palmiers. Les environs de La Valette sont plats, monotones, exposés aux vents et presque sans attraits. On y trouve des endroits malsains, d'où naissent des fièvres paludéennes, entre autres la fièvre de Malte, à type rémittent, souvent rebelle à la quinine et à l'antipyrine. Les poitrinaires vont aussi hiverner dans quelques îles de la Grèce, celles surtout d'Égine, de Zante, de Céphalonie, de Corfou. Cette dernière est habitée par 80,000 sujets qui sont tous, à part 4 ou 5,000, de religion et de nationalité grecques. Située sous le 39°30' de latitude, elle a une moyenne thermométrique hivernale de 8 degrés et une annuelle de 16 degrés.

Les îles **Comores**, sous les tropiques, puisque leur latitude est de 12°, sont peuplées d'Arabes et de nègres esclaves, tous musulmans. Anjouan, 12,000 habitants, a une végétation luxuriante, de belles plaines, des montagnes de 1,500 mètres d'altitude, une bonne rade. De toutes les îles Comores, Anjouan et la Grande-Comore sont les plus favorisées sous le rapport de la végétation. La Grande-Comore, habitée par 40,000 âmes, bien qu'elle n'ait point de port, jouit d'une grande salubrité dans ses hautes régions. Les Allemands voulaient y établir un sanatorium pour leurs colons du Zanguebar. Le climat y est tempéré et convient merveilleusement aux Européens fatigués d'un séjour sous les tropiques. Les pluies y sont fréquentes, elles y maintiennent la fraîcheur et la vie : la végétation est des plus vigoureuses dans les régions basses; des arbres gigantesques, d'immenses forêts. La désolation règne à 2,000 mètres d'altitude; plus rien que la lave vomie par vingt ou trente cratères; c'est une sécheresse complète où les bruyères atteignent des proportions vraiment colossales et forment de véritables forêts. Le terrain est de nature volcanique et fréquemment secoué par des tremblements de terre. Les vents y sont à peu près constants; ils viennent tempérer l'atmosphère et démonter la mer voisine. Toute la richesse de la Grande-Comore est dans son climat, car elle n'offre point de ressources morales, intellectuelles, ni même matérielles. C'est une excellente étape pour les phthisiques qui, munis de provisions, font des voyages en mer.

Les côtes de l'**Australie** sont passablement fréquentées par les tuberculeux anglais auxquels on a prescrit des voyages en mer. La **Nouvelle-Zélande**, l'île du moins qui porte le nom de **Ika-Na-Mawi**, est très favorable aux valétudinaires et aux tuberculeux. Beaucoup d'Irlandais y ont retrouvé une santé que le surmenage, la misère et les privations leur avaient fait perdre. Le climat ressemble à celui du midi de l'Europe, il est tempéré : la température est douce, tiède et passablement uniforme; la moyenne thermométrique annuelle est de 16 degrés environ.

3. — STATIONS DE LA « RIVIERA DI PONENTE ».

Les stations hivernales les plus favorisées du monde entier sont sans contredit celles qui sont échelonnées sur une étroite langue de terre resserrée entre la mer et les montagnes, sur le littoral de la Provence, de la principauté de Monaco et de la Ligurie, depuis Hyères jusqu'à Nervi, dans le golfe de Gênes. Là, l'air est tempéré, moyennement sec, le ciel est presque toujours serein, le soleil éclatant et radieux, la végétation très vivace, même au cœur de l'hiver. « Les côtes de Provence, dit Élisée Reclus, semblent en maints endroits appartenir à une terre africaine. Elles rappellent le littoral de Tunis et d'Alger, par le vigoureux profil de leurs promontoires de calcaire, de porphyre ou de granit, la forme rythmique de leurs anses dessinées en arc de cercle, leur végétation semi-tropicale, la blancheur de leurs bastides éparses entre les roches au milieu des oliviers, la splendeur du ciel rayonnant qui les éclaire. On dirait qu'en roulant du Sud au Nord à travers la Méditerranée, les flots ont apporté avec eux au pied des Alpes, l'image des roches et des grèves qu'ils baignaient sur les côtes de Barbarie. »

Les stations de la Riviera sont abritées des vents froids par une triple ceinture de collines et de montagnes en hémicycle, depuis Cannes jusqu'à San Remo, comme d'ailleurs dans la province de Malaga et dans la partie méridionale de la Sicile. Cette masse montagneuse formée en demi-cercle a un premier contrefort élevé de 200 à 300 mètres ; puis, particulièrement de Nice à Vintimille, un deuxième contrefort de 500 à 700 mètres d'élévation, enfin un troisième contrefort de 1,200 à 2,000 mètres d'altitude; la côte est ainsi parfaitement protégée. Ensuite, les stations de la Riviera ne sont ouvertes qu'au Midi, aux vents du Sud chargés d'une pluie tiède. En dernier lieu, ces stations ont devant elles une grande étendue d'eau salée très dense. La Méditerranée laisse évaporer trois fois plus d'eau qu'elle n'en reçoit des rivières et des fleuves.

Cette mer se trouve constamment alimentée au détroit de Gibraltar par l'Océan, dont les eaux sont moins salées et moins denses; d'où naissent des courants marins qui renouvellent l'eau et l'air. Les montagnes d'une part, la mer d'autre part, déterminent forcément un air très sain : de nombreux courants aériens venant tantôt d'un côté, tantôt de l'autre, le déplacent et le renouvellent incessamment. Il est difficile de rencontrer n'importe où d'aussi bonnes conditions de pureté de l'atmosphère. On ne pourrait créer un climat modèle sans la mer et les montagnes. Le climat de la Méditerranée est un climat exceptionnel et le meilleur certainement des régions tempérées [1].

Le nombre moyen d'hivers passés sur la Riviera est de deux ou trois pour guérir la tuberculose; mais certains malades sont contraints de revenir indéfiniment tous les hivers. A peine sortis d'une poussée aiguë, les phthisiques iront s'établir sur les collines et dans la plaine, de même que ceux dont les phénomènes d'élimination sont en pleine activité. Tous les ans, ils se rapprocheront davantage de la plage maritime où l'air possède les propriétés les plus toniques et les plus excitantes. Le climat permet aux malades de supporter admirablement les remèdes reconstituants ou balsamiques de toutes sortes : huile de foie de morue, arsenic, créosote. Nulle part, les médicaments ne sont mieux supportés : il n'y a rien à redouter de la dyspepsie provoquée par les médicaments, ni de leur accumulation dans les tissus. L'air frais et sec favorise éminemment l'action éliminatrice par la peau, par les muqueuses et tous les émonctoires naturels; la circulation est activée, les fonctions digestives sont augmentées. Les stations de la Riviera ont leurs plus beaux succès dans le traitement de la phthisie chronique simple.

Le climat presque chaud de la Riviera permet au malade de respirer souventes fois et à pleins poumons un air libre, pur et ozoné; car, au cœur de l'hiver, il peut sortir et rester dehors pendant de longues heures, soit pour écouter d'harmonieux concerts, soit pour se promener par monts et par vaux dans les forêts d'orangers et d'oliviers. Il peut même, en janvier et en février, laisser le matin son pardessus et s'en aller par la campagne, sans avoir besoin

1. Dr Onimus. *Nice Médical*, mars 1890.

après chaque promenade de se retirer dans les salles mornes, chaudes et enfumées d'un restaurant [1].

Sur le littoral méditerranéen, l'été est la continuation du printemps et la villégiature d'été y trouve aussi bien qu'en hiver des conditions climatériques incomparables au point de vue sanitaire. Les tuberculoses chirurgicales continueront à se modifier heureusement, mais les phthisies pulmonaires y perdront plutôt. Toutes les affections des systèmes nerveux, musculaire et articulaire, affirme le Dr de Lignières, toutes les diathèses arthritiques sont inconnues sur le littoral et cela pour deux raisons : la composition chimique et l'état physique de l'atmosphère. A toutes les heures du jour, surtout après le coucher du soleil, l'air est fortement chargé de vapeurs iodées et bromées, agents sédatifs puissants pour le système nerveux et modificateurs actifs des tissus atteints de lésion organique chronique. L'atmosphère est caractérisée par la régularité de sa température et la constance de son état hygrométrique : les brises de mer et de terre qui soufflent tous les jours rafraichissent singulièrement la température. Le flux et le reflux aériens réguliers répandent dans l'air une salutaire fraicheur. Cette brise maintient, pendant les ardeurs caniculaires, le thermomètre de 21 à 25 degrés sur les bords de la mer, tandis qu'il s'élève et se maintient à 28, 30 et souvent 32 degrés au milieu des terres. Dans l'espace de vingt-sept ans, le maximum de la chaleur sur le littoral a été deux fois de 25 degrés, sept fois de 24 degrés, neuf fois de 23 degrés et sept fois de 22 degrés.

Si les stations méditerranéennes ont de beaux avantages sur les diverses localités du continent, elles ont aussi quelques inconvénients que nous avons observés. Nous les énumérons ici : 1° souvent, avec un soleil superbe, le fond de

1. Dr Em. Schnée. *Die Zuckerharnruhr. Ihre Ursache und dauernde Heilung;* Stuttgard, 1888.

l'air est glacial surtout à l'ombre; 2° il faut observer avec soin la journée médicale, rentrer avant le coucher du soleil ou se couvrir alors d'un bon pardessus; 3° dans le Midi, les méthodes de chauffage sont presque toujours défectueuses et les malades sont exposés à avoir froid; 4° on fait passer avant le traitement médical les relations et les convenances sociales ordinairement peu en accord avec l'hygiène, surtout quand on habite des quartiers tout à fait excentriques; 5° nous signalons un point humoristique peut-être, mais assez important pour les familles : dans le climat excitant de la Méditerranée, les sujets nerveux sont souvent d'une humeur massacrante et insupportable, ce qui rend désastreux le séjour au bord de la Méditerranée avec des individus irritables; 6° l'air marin n'est pas seulement tonique et excitant, il est aussi irritant pour certaines natures, et le voisinage de la mer produit chez quelques personnes des phénomènes d'hyperexcitabilité neuro-vasculaire, comme hémoptysie, migraine, constipation, lassitude et autres indispositions; le bruit des vagues est aussi très incommode pour la plupart des malades; 7° les crachats infectieux des poitrinaires répandent partout les bacilles de Koch, dans les rues, dans les voitures de place, dans les tramways et les omnibus, dans les écoles, les églises, les cercles, les théâtres, les magasins, les villas, les hôtels et même dans les livres des bibliothèques circulantes; 8° plusieurs stations sanitaires, plusieurs quartiers, plusieurs maisons ont une triste renommée : il y a ici des fièvres palustres, là des fièvres typhoïdes, la diphthérie dans quelques chambres meublées, la lèpre même aux environs de Monaco et à San Remo; 9° certaines localités sont sujettes aux tremblements de terre; 10° les moustiques viennent quelquefois troubler le sommeil de la nuit par leurs piqûres réitérées et leur bourdonnement; ils s'attachent surtout aux chairs rosées des enfants.

Hyères, ou de son nom plus jeune et plus poétique

Hyères-les-Palmiers (Var), offre à ses visiteurs une situation heureuse en vue de la mer et des Iles d'Or, la végétation la plus riche, les orangers et les palmiers les plus beaux du littoral, des promenades charmantes et pittoresques. Cette station, distante de 4 kilomètres de la mer, est moins excitante que ses rivales; elle convient aux sujets nerveux. On y trouve peu de distraction, peu de société, et ceux qui ont besoin de l'une et de l'autre s'y ennuient profondément. A part cela, Hyères est un délicieux séjour pour les phthisiques : le vallon qui s'étend depuis cette ville tout adossée contre une montagne jusqu'à la mer est un petit coin de terre privilégié, abrité des vents du Nord et du Nord-Est, recevant en plein les feux du soleil du Midi, tempéré par des brises rafraîchissantes, éternellement vert et éternellement fleuri. En pleine terre végètent de magnifiques orangers, où pendant presque toute l'année on voit à travers les branches vertes le jaune des fruits et le blanc des fleurs. A Hyères, le dattier donne des fruits et orne la place publique. Les balisiers, les cactus, les aloès, les caroubiers, les lentisques, les magnolias aux grandes fleurs, les lauriers, les datura arborea embellissent les jardins, le rosier y devient un petit arbre, la culture des bananiers et des ananas y réussit. Les plus belles promenades sont : l'avenue des Iles d'Or, l'avenue Alphonse Denis, l'avenue et la place des Palmiers, ces deux dernières entièrement plantés de magnifiques dattiers; enfin, la vallée de Costa Bella, qui est à l'abri du mistral. L'air y est un peu plus sec que celui des stations voisines; les natures médiocrement impressionnables, les catarrhes du larynx et des bronches s'en trouvent bien. Hyères est clair et ensoleillé, le mistral y est fréquent et, à partir de février, si fréquent même que cette station devient dangereuse par les accidents pulmonaires qu'elle peut occasionner. Durant les premiers mois d'hiver, l'air est calme, les vents sont rares et peu violents, les brises de mer se font sentir; enfin, la neige tombe quelquefois à Hyères, la gelée s'observe fréquemment dans la vallée et rarement dans la ville, les températures des deux endroits étant très différentes.

Saint-Raphaël (Var) a un climat très doux : ses collines boisées le préserve des transitions brusques de la température et ses oscillations nychthémérales ne présentent pas un grand écart. Ce qu'on y vante le plus, ce sont, outre des coteaux verdoyants, une baie magnifique, un soleil radieux, un ciel toujours pur, une végétation luxuriante. Cette station est souvent, hélas! battue par le mistral.

Après Saint-Raphaël, viennent les stations hivernales les plus fréquentées du monde entier et particulièrement Cannes et Nice, les deux cités rivales. Avant d'en parler, citons un gracieux passage de Stéphen Liégeard, l'homme de lettres bien connu de la population cannoise. « Que d'autres célèbrent la blonde Menton languissamment adossée au roc dans ses guirlandes de citronniers; que Nice, la voluptueuse, souriante derrière son éventail parfumé de violettes, verse à pleine coupe au passant l'ivresse capiteuse du plaisir! Sans hésiter, nous leur préférons Cannes. De toutes les charmeuses embusquées sur la Rivière, depuis les Iles d'Or jusqu'à Gênes, celle-ci demeure pour nous la fée gracieuse, l'incomparable reine. Chacune en partage reçut quelque présent rare. Monaco possède son palais d'Armide où, le pied sur la bille d'ivoire, la Fortune se joue de qui veut l'atteindre; Nice a ses luttes de confetti, ses batailles de fleurs; San Remo ses rues pittoresques, Bordighera ses palmiers, Menton ses ravins et sa poussière. Cannes peut se targuer d'un soleil forgé tout exprès pour des duchesses. »

Cannes (Alpes-Maritimes), avec son climat stimulant, est la plus parfaite, la plus aristocratique, mais aussi la plus dispendieuse des stations du littoral. C'est avant tout un séjour de malades où l'on ne trouve ni bal, ni fêtes, ni théâtre, ni toilettes antihygiéniques; rien que des réunions calmes, intimes, sans étiquette. Au Nord, les sommets des

Alpes; à l'Est, les collines de Vallauris; à l'Ouest, la masse imposante de l'Estérel sont un abri sûr contre les vents nuisibles. Mollement étendue au fond d'un golfe magnifique, protégée par une triple ceinture de collines verdoyantes, aspirant largement l'air frais de la mer avec ses effluves vivifiants, Cannes offre à ses hôtes une soixantaine d'hôtels ou pensions et plus de sept cents confortables villas jetées çà et là dans sa pittoresque vallée et parmi les pins maritimes de ses belles collines. Le médecin trouve à Cannes et dans les environs la gradation des effets thérapeutiques. L'air de la mer convient aux individus lymphatiques; mais les tuberculeux sujets aux congestions pulmonaires, les malades à toux sèche, douloureuse, difficile, ceux en somme qui souffrent du voisinage de la mer, trouveront à Saint-Vallier ou à Grasse ou même au Cannet, l'annexe de Cannes suspendue au flanc d'un coteau voisin, l'air embaumé des collines dont ils ont besoin pour calmer leurs bronches irritées ou leur système neuro-vasculaire trop excitable. Cannes convient pour prévenir et pour combattre les affections tuberculeuses au premier et au second degré : le tempérament lymphatique se trouve bien dans la zone maritime, le nerveux dans la zone des collines, tous deux dans la zone intermédiaire.

Cannes, « la station aristocratique, » la ville aux roses, aux aloès et aux eucalyptus, entretient partout, grâce à la douceur de sa température, une végétation à la fois verdoyante et fleurie. Cette jolie petite ville est mollement couchée sur un lit de sable au fond d'une baie délicieuse entourée d'aloès et de cactus, d'un bois d'orangers, de citronniers et d'oliviers. Les flots bleus de la Méditerranée, selon l'expression de Bareste et Girard, viennent baiser ses pieds et, pour modérer leur impétuosité bruyante, la nature a placé dans ce joli golfe deux îles verdoyantes et fleuries comme deux corbeilles à demi submergées, les îles de Lérins, dont Isidore de Crémone disait au XVIe siècle :

Pulchrior in toto non est locus in orbe Lerina :
Dispeream, hic si non vivere semper amem!

En effet, l'univers entier ne renferme point d'endroit plus charmant. Lérins jouit d'un climat très tempéré en toutes saisons; quelques Cannois se plaisent à y passer sous la tente les jours les plus chauds de l'été. Les effluves de la mer viennent réconforter autant que l'odeur parfumée des pins d'Alep calme l'irritation des bronches. Enfin, le calme, la tranquillité, l'éloignement de l'agitation et du monde contribuent pour leur part à rétablir les forces des malades.

Cannes, sous le 43°34′ de latitude, a une ville vieille peu recommandable à tous égards, une ville nouvelle très étendue et une vaste campagne parsemée de nombreuses villas, protégée de tous côtés par des collines, excepté du côté du soleil. Sa température annuelle moyenne est de 15°,5, d'après les observations météorologiques du Dr de Valcourt[1]. La température moyenne des trois mois d'hiver est de 9°,8; le minimum absolu de ces trois mois fut de — 6°,6, c'était en 1869; et le maximum absolu de + 22°,2. La moyenne de la journée médicale, de neuf heures du matin à quatre heures du soir, est de 11°,4 à l'ombre. M. de Valcourt, qui a pris ses observations à neuf heures du matin, a trouvé pour les six mois de la saison hivernale, c'est-à-dire pour les mois de novembre à avril, une température moyenne maxima à l'ombre, pour chacun des six mois respectifs : 16 degrés ; 14 degrés ; 13°,3 ; 14°,2 ; 15°,4 ; 18°,5 ; la température moyenne maxima au soleil à l'aide du thermomètre à boule noircie : 52 degrés ; 50°,5 ; 52°,5 ; 50 degrés ; 49 degrés ; 46°,7 ; l'état hygrométrique moyen : 66, 64, 69, 66, 63, 64 ; la hauteur barométrique moyenne 759,27 ; 759,62 ; 761,43 ; 761,91 ; 756,66 ; 758,65. La pluie est

1. *Cannes, son climat et ses promenades*, 1878.

peu fréquente, mais abondante : 25 à 35 jours, d'après Macé, 38 jours, d'après de Valcourt, pour les six mois de la saison hivernale, et la quantité d'eau tombée alors a une moyenne de 527mm,6. Ces pluies arrivent surtout en novembre, en mars et avril. A Cannes, on ne peut tenir compte ni de la neige ni du brouillard. Les brises régulières sont dues au voisinage de la mer : celles du matin sont de petites brises de mer dont la direction suit la marche du soleil ; celles de la nuit sont des courants d'air allant de la terre à la mer. Ces vents sont ordinairement très faibles et on ne peut plus les sentir et les remarquer quand il y a d'autres vents moins réguliers et plus violents.

Les vents du Nord et du Sud, ainsi que le mistral, sont rares en hiver. Les plus fréquents sont ceux d'Est et d'Ouest : celui-ci est un peu humide et se fait remarquer surtout l'après-midi, particulièrement en décembre et en janvier ; celui-là est le plus fréquent de tous et souffle d'ordinaire le matin, principalement en février et en mars. Telle est la règle pour les vents locaux. Enfin viennent les perturbations atmosphériques générales venant des cyclones et déterminant orages, tempêtes, pluies abondantes. D'après le Dr Cazalis, il y a en novembre une ou deux dépressions cycloniques et le temps est pluvieux sans être froid. Dans les mois les plus calmes et les moins venteux, décembre et janvier, le vent d'Est commence, mais il est très modéré. En février, les brises de mer augmentent et le vent d'Ouest commence. En mars, reparaissent les tempêtes cycloniques parfois violentes et pluvieuses. En avril, un vent d'Ouest modéré prédomine et le temps est alors variable. Le vent d'Ouest, dit le Dr Bernard, est lourd, humide ; c'est lui qui cause le plus de malaise et de céphalalgie. Quelque vent qu'il fasse, on trouve à Cannes des endroits abrités où l'on peut se promener au grand air et au soleil.

Pour donner une idée du ciel de Cannes, disons ce que

lord Brougham se plaisait à répéter : tandis que sur 111 jours de la même saison, il ne pouvait, à Brougham-Hall, dans le Northumberland, étudier la lumière que pendant 3 jours, il n'était à Cannes que 3 jours sans pouvoir faire ses observations. Les jours beaux pour la moyenne des six mois d'hiver sont de 92 ; les jours mixtes, où il y a soleil et nuages, de 64 ; les jours couverts de 25. L'atmosphère de Cannes est saline, chargée d'ozone et d'électricité. On n'y trouve point de foyer d'insalubrité : ni marécages, ni eaux croupissantes, ni usines propres à répandre des gaz méphitiques. Deux sortes de terrains forment la presque totalité du sol de Cannes et de son territoire : le calcaire jurassique à l'Est, le gneiss à l'Ouest. Le dernier, en raison de sa facile désagrégation et de sa facilité à retenir l'eau de pluie, fournit aux végétaux une terre favorable, surtout aux végétaux exotiques comme l'eucalyptus, l'acacia, le mimosa. Le calcaire, terrain plus desséchant, ne fournit pas une quantité suffisante de terre meuble pour permettre aux plantes d'y prospérer, il donne au site l'aspect d'un sol pauvre, aride ou dénudé.

Les habitants de Cannes sont au nombre de 19,000 environ et les étrangers qui visitent cette station pendant l'hiver sont de 10 à 12,000. Les quartiers les plus recherchés sont la Croisette, le Quartier Anglais le long de la route de Fréjus, la Californie.

Les tuberculeux, qui étaient très rares il y a vingt-cinq ans à Cannes, dit Laussedat, sont actuellement très nombreux dans la population fixe, surtout chez les enfants et les jeunes gens, sans qu'on trouve d'hérédité. Les causes en sont de trois ordres : l'introduction des mauvaises mœurs provoquées par le contact de la richesse, la dissémination des bacilles apportés par les phthisiques étrangers, la malpropreté des habitants. Une enquête dans les autres stations fréquentées par les tuberculeux donnerait sans doute le même résultat. On se demande avec inquiétude si les phthisiques envoyés sur le littoral méditerranéen ne tuberculisent pas les habitants de cette région, car les exemptés du service militaire pour maladies de poitrine et pour faiblesse de constitution s'élèvent proportionnellement à plus du double dans les départements du Var et des Bouches-du-Rhône, que dans la moyenne, 2 p. 1000, des autres départements de toute la France.

La voisine de Cannes, **Antibes**, est un peu à l'étroit dans son enceinte de remparts, elle offre cependant des positions merveilleusement abritées et des vues ravissantes. Le climat d'Antibes est doux et sa campagne est très riche. La vigne, l'olivier, le figuier, les arbres fruitiers et les plantes maraîchères sont les produits principaux de la culture du terrain.

Nice (*Nizza la bella*), « la station mondaine », est le rendez-vous de la haute société cosmopolite en janvier et en février. Le carnaval surtout y attire une foule d'étrangers. Tous les hivers, elle est visitée par plus de 30,000 hôtes. Déjà, les dames romaines venaient, sur la colline de Cimiez, se réchauffer à son soleil, contempler sa mer toujours bleue, respirer le parfum embaumé de ses collines. C'est la plus antique des villes d'hiver. Elle doit en partie sa valeur à sa magnifique situation au fond de la baie des Anges. Elle est justement orgueilleuse de ses rues, de ses quais, de ses promenades, de son théâtre, de son casino et de tous ses avantages de grande et riche cité qui font d'elle la reine incontestée de la côte d'Azur. Elle n'est habitable pour les malades que dans quelques quartiers un peu isolés, tels que Cimiez, Carabacel, le Mont-Boron, Brancolar, la Promenade des Anglais. Les malades lui reprochent son Paillon aux courants d'air vifs et pénétrants. On y trouve à la fois les avantages et les inconvénients d'une grande ville, dont le séjour est peu approprié aux phthisiques et aux valétudinaires. L'agitation fiévreuse et bruyante d'une ville cosmopolite irrite plutôt qu'elle ne calme.

Nice (Alpes-Maritimes), ville de 78,000 habitants, se partage en deux : sur la droite du Paillon, la ville neuve, ville des étrangers; sur la gauche, la ville vieille. La ville vieille est malsaine et la mortalité y est considérable. Voici ce que le vice-consul anglais à Nice, M. Harris, écrivait au *Times* en janvier 1884 : *In a badly drained town, where the most elementary laws of hygiene are ignored, where there is a dense, ignorant and poor population, living in a congeries of streets that are barely three yards wide, though the houses are six storeys high, zymotic disease must prevail to a larg extent, and the death-rate has always been exceptionnally high.*

Les plus belles promenades sont : le Jardin public, puis, à 97 mètres d'altitude, le Parc, puis la Promenade des Anglais, magnifique allée bordée de villas somptueuses qui s'étend au bord de la mer sur une longueur de 2 kilomètres. La manière de réagir des phthisiques venant dans le Midi est bien différente selon leur pays d'origine : elle peut tenir aux habitudes, à la constitution, aux conditions météorologiques de leur premier climat. Les Russes et les Anglais sont tout différemment impressionnés à Nice que les Français : les premiers s'habituent plus vite au climat méditerranéen; ils recherchent les endroits les moins abrités, les plus exposés à l'air excitant et tonique de la mer. Ce sont eux qui ont créé la fameuse promenade qui porte leur nom. Les Français, au contraire, se trouvent mieux dans la plaine, à l'ouest, dans les quartiers de Brancolar et de Carabacel, sur les collines de Cimiez et du Mont-Boron. Ces endroits conviennent bien aux périodes aiguës chez les phthisiques arrivés au dernier degré de la consomption : ils n'ont qu'à garder la chambre, les fenêtres ouvertes une bonne partie de la journée; le séjour au bord de la mer leur est absolument interdit.

Nice est située au bord de la mer dans un immense amphithéâtre fermé de toute part par de hautes montagnes et largement ouvert au Midi. Tous les quartiers de Nice sont également ensoleillés et à peu près également bien abrités; mais l'air a des propriétés bien différentes selon qu'on s'établit dans la plaine ou qu'on monte sur les collines ou qu'on se rapproche de la mer : le long de la plage, il est tonique et excitant; plus loin, il est tonique; à l'Ouest et plus loin encore, il est tonique et sédatif. Le tempérament du malade et la période de la maladie guideront le médecin dans le choix du quartier. Certains malades disposés aux hémorrhagies et aux inflammations ont tout d'abord habité le fond de la plaine et se sont graduellement rapprochés de la mer, tandis que leur état s'améliorait. Les jardins de la plaine conviennent bien en effet à ceux qui redoutent l'air un peu vif de la colline et la brise excitante de la mer.

L'air y est d'une pureté très grande, étant sans cesse renouvelé par les brises périodiques du matin et du soir. Ces courants périodiques brassent l'atmosphère à des heures déterminées, la débarrassent de tous les germes et de toutes les matières organiques en suspension; enfin, ils stimulent les forces des malades. Il faut éviter la poussière qui se soulève en dépit de la riche végétation et profiter de la variété et du pittoresque des sites. Que la phthisie soit héréditaire ou acquise, les propriétés du climat sont les mêmes; mais, s'il s'agit de la prophylaxie, la question de l'hérédité prime toutes les autres. Toute phthisie est éréthique par ses lésions inflammatoires et par ses périodes fébriles, elle est atonique par ses produits caséeux qui sont le résultat de l'inflammation. Une bonne thérapeutique, qu'elle soit climatérique ou pharmaceutique, tiendra toujours compte de ces deux conditions réunies.

Dans les phthisies aiguës granuleuses ou infiltrées, on emploie l'air pur et frais des stations climatériques avec la plus grande largesse en mesurant toutefois la cure au degré des forces. Ceux qui n'ont pas épuisé toute leur force vitale passeront une partie de la journée dehors étendus dans un hamac et se promèneront quelquefois dans une voiture à ressorts très doux. On leur stimulera la peau avec des frictions quotidiennes à l'essence de térébenthine ou bien à l'eau alcoolisée. Ceux qui sont arrivés à la dernière période de la consomption gardent le lit ou la chambre et conservent leurs fenêtres ouvertes pour respirer l'air pur et frais, pour jouir de la vue de la campagne et de la mer; mais le séjour au bord de la mer leur sera interdit. La phthisie subaiguë est traitée à peu près comme la phthisie aiguë : ménagements, air et soleil en abondance; point d'exercices actifs comme la marche; le voisinage immédiat de la mer convient peu, à moins que les malades n'aient une constitution foncièrement lymphatique et scrofuleuse. La phthisie chronique avec épisode aigu est traitée comme les deux précédentes; mais, une fois la rechute passée, le médecin redevient plus libre et applique le traitement de la phthisie chronique. Il faut la plaine ou la colline pour ceux qui sont à peine sortis d'une poussée aiguë ou dont les phénomènes éliminatoires sont en pleine évolution. Puis, on les laisse se rapprocher tous les ans de la mer où l'air a des propriétés éminemment toniques et excitantes.

Thaon dressa une statistique de 154 tuberculeux observés à Nice. Sur ce nombre, il y eut 35 décès, 36 guérisons et 47 améliorations, 17 aggravations et 19 états stationnaires. 2 tuberculoses acquises à Nice fournirent 2 décès. 26 tuberculoses aiguës ont donné 6 améliorations, 6 aggravations et 14 morts. 20 phthisies subaiguës ont produit 3 décès, 6 aggravations, 10 améliorations et 1 guérison. Les 34 cas de phthisie chronique observés peuvent se partager ainsi : 2 morts, 7 améliorations, 21 guérisons. Le succès est bien moindre, quand la phthisie chronique présente des complications. 42 cas de ce genre ont fourni 6 morts, 13 améliorations et 10 guérisons. Enfin, 30 cas de phthisie chronique avec des épisodes aigus se sont répartis comme suit : 5 aggravations et 8 décès, 11 améliorations et 4 guérisons. Les cas graves abondent; environ la moitié des malades arrivent à Nice avec de la fièvre. Les sujets atteints de phthisie chronique simple sont ceux qui ont le plus de chances de guérir et ils forment à peine un tiers du nombre total.

La saison froide comprend, d'après les bulletins météorologiques de Montsouris, une période de cinq mois, de novembre à mars, c'est la durée de l'hiver climatologique que les malades doivent passer à Nice; saison qu'il faudra souvent prolonger jusqu'en avril ou même au milieu de mai pour éviter les rechutes dangereuses, si communes dans les contrées boréales. La moyenne thermométrique de ces cinq mois d'hiver est de 9°,95; chacun de ces mois ayant respectivement 11°,9; 9°,0; 8°,4; 9°,2; 11°,1; et les minima absolus des mêmes mois étant de +1°,5; —2°,7; —2°,5; —3°,4; —0°,6. Les variations diurnes sont rarement considérables: la température s'élève de 4 degrés vers le milieu du jour et s'abaisse de 2 degrés pendant la nuit. Les écarts d'un jour à l'autre n'ont eu 5 degrés qu'une fois pendant tout un hiver. On ne peut avoir un meilleur critérium d'un climat égal et tempéré. Les variations horaires sont intéressantes à établir pour les heures de sortie et de rentrée des malades. Les moyennes thermométriques respectives pour les cinq mois d'hiver sont au lever du soleil: 9°,5; 6°,6; 5°,7; 6°,0; 7°,7; à dix heures du matin, 11°,9; 9°,1; 8°,2; 8°,5; 10°,7; à deux heures, 14°,6; 11°,5; 10°,9; 11°,9; 14°,1; à trois heures, 13°,5; 10°,6; 9°,9; 10°,8; 12°,8; au coucher du soleil, 12°,5; 9°,7; 9°,2; 9°,9; 11°,8. D'après ces observations faites par Niepce, les malades impressionnables ne doivent sortir qu'à dix heures du matin et ils rentreront à trois heures du soir. Pourtant, comme de sept heures à neuf heures du soir, la température s'est élevée notablement et que l'atmosphère est très douce et très calme, une promenade à cette heure est généralement bien supportée. La hauteur barométrique moyenne pour la saison hivernale est de 761,02; soit pour chacun des cinq mois respectivement 760,11; 760,89; 762, 66; 762,03; 759,43.

Le climat de Nice est un climat sec; on peut en juger par les observations de M. Teysseire. Les moyennes pour la saison d'hiver à l'hygromètre de Saussure sont: 61,4; 59,4; 59,3; 59,2; 58,4 pour chacun des cinq mois, soit une moyenne générale de 59,5 pour toute la saison. Les moyennes au psychromètre d'August sont pour la saison entière de 61,3, et pour les cinq mois respectivement 62,4; 63,0; 65,9; 59,9; 55,7; le minimum absolu observé fut de 9,0, et le maximum absolu observé de 97,0. Le pouvoir évaporant de l'air est de 3 à 10 millimètres et même il a été jusqu'à 14 millimètres en un jour. La moyenne quotidienne est de 6 millimètres à l'atmomètre de Piche; cela prouve avec quelle rapidité l'air se renouvelle à Nice. Nous savons tous qu'une atmosphère sèche favorise la sortie de la vapeur d'eau et l'exhalation pulmonaire.

Les jours pluvieux, moins nombreux à Nice que dans les autres stations du littoral méditerranéen, suffisent pour entretenir sa riche végétation. Le pluviomètre donne 796 millimètres comme moyenne annuelle; novembre est de 127.8; décembre de 103.0; janvier 77.7; février 42.6; mars 73.1. Pour l'état du ciel, nous avons les nombres moyens de jours beaux, de jours couverts et de jours pluvieux qui sont 15, 8, 7 en novembre; 18, 7, 6 en décembre; 17, 8, 6 en janvier; 16, 7, 5 en février; 16, 8, et 7 en mars. On compte par hiver 18 jours de pluie et 19 de vent.

Il n'y a à Nice que 13 jours parfaitement calmes dans un hiver de cinq mois, et surtout en décembre et en janvier, quand le baromètre s'élève au-dessus de 770 millimètres. Les vents forts, redoutables pour les tuberculeux, soufflent 33 jours par hiver. Le mistral est très rare à Nice; il ne souffle que deux ou trois fois par an et par hiver. Les vents modérés ne sont le plus souvent que des brises légères venant des trois directions méridionales : S.-E., S. et S.-O. Ils purifient l'air et lui donnent des qualités toniques. La nutrition générale subit comme un réveil, toutes les fonctions sont activées, les inflammations chroniques des muqueuses s'exaspèrent pour disparaître ensuite. Les chiffres moyens des jours de vent modéré sont 21, 22, 21, 20, 20 respectivement pour chacun des cinq mois d'hiver, et ceux des jours de vent fort sont de même 6, 5, 5, 7, 10.

La moyenne hivernale des beaux jours où le soleil brille de tout son éclat est de 82. Il y a 38 jours nuageux ou couverts où les malades les moins faibles peuvent sortir pour jouir du grand air, en raison de la douceur du climat et de la moyenne thermométrique. Par contre, les malades ne pourront sortir sous aucun prétexte ni les jours de pluie ni les jours de vent violent, soit 50 à 60 jours par saison. Chaque hiver a en moyenne deux jours d'orages avec éclairs et tonnerre, un jour de grêle, un jour à peine de grésil, un de neige et un de brouillard ; mais on voit se succéder plusieurs hivers sans neige. Pendant le rigoureux hiver de 1890-91, il n'a pas neigé une seule fois à Nice, tandis qu'il est tombé de la neige à Cannes, à Naples, en Sicile et sur le littoral africain.

Nice a une moyenne thermométrique plus basse que celle de Cannes et de Menton d'un demi-degré environ. Nous avons vu de la neige à Cannes pendant l'hiver 1889-90 et nous avons vu de la glace à Nice pendant l'hiver plus rigoureux de 1890-91. Nous avons observé plus de vent et surtout bien plus de mistral à Cannes qu'à Nice ; mais nous n'ignorons pas que les deux stations ont des endroits parfaitement abrités contre les vents froids. Nos quartiers de prédilection étaient la route de Fréjus à Cannes, la montée de Cimiez à Nice. Les deux cités rivales répondent aux mêmes indications thérapeutiques et se valent comme stations d'hiver. Si Nice l'emporte par ses avantages, elle lui est inférieure par ses inconvénients. La vie est moins chère à Nice; la société est plus choisie, je dirai même plus sérieuse, à Cannes. Nice a son froid Paillon, Cannes sa glaciale rue d'Antibes. Celle-ci a sa promenade de la Croisette et son boulevard de la Foncière; celle-là sa promenade des Anglais et son boulevard de Cimiez. Nice est une ville de plaisirs comme Cannes est une station sanitaire. Le soleil pendant les jours les plus courts donne, ici pendant 8 h. 3/4, là pendant 8 h. 1/2. La baie de Cannes est plus attrayante, plus gracieuse; celle de Nice nous distrait par sa magnifique « jetée-promenade ». Les malades peuvent s'en rapporter à ce parallèle, quand ils font choix d'une station hivernale; mais nous leur rappellerons ici le mot de Louis XIV : « La Provence est une coquette dont il faut se méfier. »

Près de Nice se trouve **Villefranche**, *Villafranca*, sur le versant d'une colline qui s'avance dans la mer et forme une baie admirablement protégée. Plus chaude que Nice, Villefranche est peu recherchée des étrangers à cause de ses rues étroites et peu hygiéniques, à cause surtout de son manque de confort.

Monaco et Monte-Carlo, sous le 43°45′ de latitude, ont quelques quartiers d'une heureuse situation, tels que La Condamine, la Costa, les Carniers, les Moulins et d'autres. On y trouve des distractions variées, les agréments de la campagne, les incomparables concerts d'un orchestre unique au monde. Par malheur, à côté de ces avantages, le jeu maudit de la roulette alimente les vices les plus honteux et parfois les plus irréparables. En somme, cette station si richement dotée demande plutôt des joueurs que des malades.

Menton (Alpes-Maritimes) n'est visitée que des poitrinaires. Resserrée entre la montagne et la mer, elle est toute baignée dans les effluves marines. Les rayons du soleil se réfléchissant sur la colline à laquelle elle est adossée en font la station la plus chaude du littoral, s'il faut en croire les moyennes thermométriques longuement observées et la belle culture des citronniers. On y trouve un climat un peu stimulant, une végétation splendide, un air modérément vif, trop excitant peut-être pour les poitrines délicates. Menton est le plus fréquemment visitée par le vent d'Est et par celui du S.-E.; les autres vents n'y ont point d'accès et cette station est encore mieux abritée que Cannes et que Nice. L'air, par contre, y est un peu plus humide et les jours de pluie peut-être plus fréquents. Le quartier de l'Est est un simple quai entre les montagnes et la mer, il est bien abrité et très chaud. Le quartier de l'Ouest est exposé aux transitions brusques et aux courants d'air froids venant de la montagne. Le quartier intermédiaire est bien protégé au Nord, mais peu du côté de l'Ouest. Ainsi, position admirablement abritée. On y ressent l'influence directe de la mer. La végétation y est vraiment exubérante : les oliviers forment des forêts de haute futaie, les orangers offrent un développement et une précocité rares sur toute cette côte; le citronnier surtout, lui si sensible au froid, s'y montre dans toute sa vigueur. Le séjour à Menton est monotone et ennuyeux : promenades peu variées, routes poudreuses, point de distractions. Les malades se connaissent, se comptent, les rangs des tuberculeux cachectiques ne peuvent que s'éclaircir, ce qui encourage peu les survivants; ils habitent les hôtels et les pensions, car on n'y voit que de rares villas. C'est bien la flore vraiment tropicale de Menton que chantait Gœthe quand il rappelait avec délices le beau pays des citronniers, des myrtes et des lauriers :

Kennst du das Land, wo die Citronen blühn,
Im dunkeln Laub die Goldorangen glühn,
Ein sanfter Wind vom blauen Himmel weht,
Die Mirthe still und hoch der Lorbeer steht.

San Remo (Ligurie), ville de 17,000 habitants, sous le 43°55′ de latitude, est bâtie dans une situation charmante, sous un climat calmant et délicieux. Elle est très fréquentée pendant l'hiver. Cette station, une des mieux abritées du littoral, n'est guère visitée que par le vent du Nord-Est, le *vento greco*. Elle offre un excellent séjour aux phthisiques, mais non supérieur à celui de ses voisines de Provence. Citons en passant **Alassio** sous le 44° de latitude. **Bordighera**, outre sa splendide situation et son climat, se fait remarquer surtout par sa forêt de palmiers aux développements gigantesques. **Ospedaletti** est une ville d'avenir dont la prospérité date de quelques années à peine. Elle a d'un côté la mer aux flots bleus, une plage au sable d'or; de l'autre, des collines verdoyantes. Ce fut, à l'origine, comme son nom l'indique, un hôpital fondé par les chevaliers de Malte qui trouvèrent le site enchanteur et le choisirent pour séjour des malades de leur ordre. La température moyenne de l'hiver y est plus élevée de 2 degrés que celle des régions les plus chaudes de la Ligurie. C'est, comme Menton, une station de choix pour les phthisiques affaiblis et cachectiques. On y trouve hôtels confortables, belles villas, boulevards à pente douce, ombrage balsamique des sapins. Enfin, **Gênes**, sous la latitude de 44°25', a, malgré son panorama féerique, des perturbations atmosphériques telles que les phthisiques ont plus à perdre qu'à gagner de son climat. Ses moyennes thermométriques approximatives sont de 8 degrés en hiver et de 23 degrés en été.

Après avoir parlé avec quelques détails des contrées les plus favorisées du monde sous le rapport du climat, nous ne pouvons nous empêcher de finir en citant les charmantes strophes de Michel Carré et J. Barbier :

Connais-tu le pays où fleurit l'oranger?
Le pays des fruits d'or et des roses vermeilles,
Où la brise est plus douce et l'oiseau plus léger,
Où dans toute saison butinent les abeilles,
Où rayonne et sourit, comme un bienfait de Dieu,
Un éternel printemps sous un ciel toujours bleu.

CHAPITRE V

TRAITEMENT THERMAL ET HYDROLOGIQUE

Un grand nombre de phthisiques se rendent tous les ans aux eaux minérales : les uns y trouvent les distractions nécessaires à leur état, les autres y trouvent la guérison. Avant de partir pour les eaux, il faut avoir fixé son choix; or, rien n'est difficile comme le choix d'une source minérale, du moins quand il s'agit de traiter les tuberculeux. Pour le malade, sans doute, la chose est assez simple : avant son départ, il demande l'avis ou de son médecin ordinaire ou d'un spécialiste; et, à son arrivée, il va trouver le médecin consultant qui connaît à fond les indications et les contre-indications des eaux de la station où il réside. Mais pour le praticien, bien des difficultés surgissent : il doit se demander comment agit telle eau minérale, quels sont les caractères de la phthisie à traiter, quelles sont les forces du malade; toutes questions dont la réponse est souvent énigmatique. Il n'existe aucune source réellement similaire au point de vue thérapeutique. La phthisie est une maladie tantôt générale, tantôt locale, dont il n'est guère possible de délimiter la zone d'action. Enfin, les forces du malade sont d'ordinaire en raison inverse des progrès de la maladie.

Considérant l'action physiologique des eaux, nous pouvons dire qu'il y a deux types extrêmes reliés entre eux par une infinité d'intermédiaires. Les Eaux-Bonnes produisent sur l'appareil respiratoire une excitation, une substitution, une réaction, ramenant au moins momentanément les phénomènes de la période initiale. Les effets thérapeutiques de ces eaux sont remarquables dans les phthisies torpides auxquelles elles conviennent admirablement. A la suite des sources excitantes des Eaux-Bonnes viennent se ranger les eaux sulfureuses de Cauterets, du Vernet, d'Amélie-les-Bains, la Basserre, Saint-Honoré, Enghien, Pierrefonds, etc. A ce groupe appartiennent aussi les eaux alcalines du Mont-Dore qui, au lieu de congestionner le tissu pulmonaire, le dégagent en appelant le sang à la surface cutanée.

Nous avons comme type tout à fait opposé les eaux d'Ems. Elles sont calmantes d'emblée, combattent heureusement les traces d'acuité de la phthisie, remontent les tempéraments irritables et déjà épuisés par la maladie. Il faut classer avec Ems les sources calmantes : ou sulfureuses comme Weilbach, Allevard, Marlioz, la Caille ; ou alcalines comme Penticouse, Salzbrunn, Gleichenberg, Lippspringe, Weissembourg, Soden. Elles opèrent une combinaison lente de l'eau minérale avec les humeurs organiques et modifient leur action selon l'idiosyncrasie du malade [1].

La moindre erreur dans le choix des eaux peut avoir les conséquences les plus désastreuses et amener fatalement une catastrophe. Une dame, dont nous connaissons parfaitement la famille, fut envoyée aux eaux pyrénéennes par une sommité médicale de Paris, dans le but de combattre une congestion tuberculeuse du sommet droit. Or, la saison finie, la dame alla faire constater son état à son médecin, qui reconnut que le mal s'était singulièrement aggravé et qui avoua même avoir commis une erreur. En effet, après

1. Constantin James. *Guide pratique aux Eaux minérales et aux bains de mer*, 9e édition, Paris, 1875.

quelques mois, la malade succombait à la phthisie. Nous citons le fait pour montrer combien il faut de prudence dans le choix des eaux et que les maîtres eux-mêmes peuvent s'y tromper.

Les catarrhes chroniques et apyrétiques des voies respiratoires : angine, laryngite, bronchite, inflammation pulmonaire, causés ou entretenus par un engorgement passif, sont transformés en phlegmasie simple, facile à guérir, par les eaux sulfureuses excitantes. Les pastilles de chlorate de potasse aident à compléter la cure. Les catarrhes des mêmes voies, venant d'un état subinflammatoire de la muqueuse, seront traités, non par les eaux excitantes qui seraient alors dangereuses, mais par les eaux calmantes; celles-ci, par leur action sédative, diminueront d'emblée la toux et l'expectoration, puis dissiperont peu à peu tous les accidents. Enfin, si pourtant le catarrhe commence à prendre quelques caractères de chronicité, les eaux excitantes pourront être employées : elles agiront alors à la façon des stimulants alcooliques, elles changeront la direction des mouvements vitaux et détruiront le mal sans lui donner le temps de passer à l'état chronique.

Mais, c'est surtout dans la phthisie confirmée qu'il faut bien spécifier les caractères de la maladie et les forces du malade. De ces deux points, comme il a été dit plus haut, découlent les *indications* de chacune des eaux minérales. Considérons les trois cas dans lesquels les eaux sont le plus souvent employées.

Les tubercules sont-ils semi-liquides et disséminés dans le tissu pulmonaire? Ou bien les sources minérales provoqueront dans le poumon un travail éliminatoire, comparable à celui du kermès; ou bien les tubercules se détacheront, sous leur influence, et se laisseront entraîner par l'expectoration; ou bien encore ils seront résorbés, grâce à une plus grande activité de la circulation pulmonaire. Dans ce cas, l'effet des eaux peut faire recouvrer en peu de temps les forces, l'appétit, l'embonpoint et amener une guérison définitive.

Les tubercules forment-ils des concrétions soit isolées, soit réunies en masses appréciables à l'auscultation? Il faut alors mettre la plus grande prudence dans l'emploi des eaux, car leur action intempestive peut amener la fonte des tubercules et aggraver la maladie. Toutefois si, à cette période, les eaux ne parviennent pas à faire disparaître le tubercule déjà formé, elles seront du moins utiles contre les complications qu'il occasionne : mouvements fluxionnaires, infiltration, engorgement des tissus voisins. L'eau minérale peut dissiper la congestion et rendre peu à peu au parenchyme pulmonaire sa perméabilité et laisser le tubercule enchatonné comme un corps étranger désormais à peu près inoffensif.

Les tubercules sont-ils ramollis, forment-ils des ulcérations ou même des cavernes au sein des poumons? Les eaux ne seront conseillées que très exceptionnellement, fût-ce même pour combattre une phthisie laryngée concomitante, *primo non nocere.*

Les symptômes de la phthisie viennent-ils à s'amender ou à disparaître sous l'influence des eaux, il ne faut pas pour cela conclure immédiatement à une guérison radicale. Le processus morbide fait généralement une halte avant de rétrograder et on doit poser en principe la reprise des eaux après une ou plusieurs interruptions, car il ne faut pas moins de deux ou trois saisons pour donner à la cure un caractère définitif. Bien plus, il sera sage de surveiller constamment le malade, car, plus que toute autre maladie, la phthisie expose aux récidives. Mais, par-dessus tout, ne négligez pas le régime alimentaire qui sera à la fois substantiel et tonique.

D'une manière générale, on peut dire que les cures thermales sont *contre-indiquées* tant que le malade est sujet à la fièvre, aux accidents fébriles et aux hémoptysies. Cette contre-indication est absolue, quand il s'agit des eaux sulfureuses excitantes. Bien plus, n'est-ce pas une grave faute d'envoyer aux bains de mer, à Biarritz ou ailleurs, les malades qui viennent d'être traités par l'eau sulfureuse? Le refoulement que l'eau froide produit sur la peau fluxionnée par le traitement sulfureux provoque l'inflammation pulmonaire, l'hémoptysie, la dysenterie, la fièvre tuberculeuse, tous phénomènes fâcheux signalés depuis longtemps par le Dr Afre[1].

Comment les eaux minérales se comportent-elles à l'égard des bacilles de la tuberculose? M. Frémont a démontré que les microbes de plusieurs espèces pullulaient dans les eaux de Vichy; M. Percepied, à son tour, en a trouvé dans les eaux du Mont-Dore un nombre d'autant plus considérable qu'on prend ces eaux plus loin de leur point d'émergence. Sans doute, ces micro-organismes ne sont point pathogènes; mais du fait qui a été observé dans deux eaux différentes il est permis de conclure avec beaucoup de vraisemblance que l'eau minérale ne tue pas immédiatement et directement les bacilles de Koch. Les eaux semblent agir sur ces bacilles soit en les privant des éléments nécessaires à leur développement, soit en excitant la vitalité des tissus et en augmentant la résistance de l'organisme.

Les eaux minérales se classent d'ordinaire d'après celui de leurs agents qui se montre le plus actif sur l'homme malade : l'acide sulfhydrique active les sécrétions des bronches, l'arsenic modère le centre respiratoire, l'iode transforme les éléments cellulaires, le chlorure de sodium retarde la destruction des hématies, les alcalins liquéfient les exsudats. Nous aurons donc à passer en revue les eaux sulfureuses, arsenicales, iodées, chlorurées sodiques, alca-

1. Jules Laure. *Erreurs, omissions, illusions dans le traitement de la phthisie*; Paris, 1831.

lines, et nous terminerons ce chapitre par un court aperçu sur les bains de mer.

1. — EAUX SULFURÉES SODIQUES CHAUDES.

Le type de ce groupe, ce sont les **Eaux-Bonnes**, dans le département des Basses-Pyrénées. On y trouve des sources sulfureuses chaudes et froides, enfermées dans une gorge étroite où l'air circule et se renouvelle facilement. La Source-Vieille fournit une eau claire, limpide, onctueuse au toucher, exhalant une odeur d'acide sulfhydrique. Sa température est de 32 degrés environ et son titre est de 0 gr. 016 de sulfure de sodium par litre.

L'action physiologique des Eaux-Bonnes est forte et presque violente. On les administre aux doses de deux cuillerées à bouche à trois verres, dont deux dans la matinée et le troisième avant le dîner. La cure produit une perturbation qui met deux ou trois mois à parcourir toutes ses phases et à opérer la transformation de l'organisme. Au début du traitement, il survient de l'agitation, de l'insomnie, une surexcitation de tout le système nerveux, un accroissement de la force musculaire; alors apparaissent aussi un pouls plein, un visage coloré, un appétit impérieux. Puis, bientôt tout rentre dans l'ordre et il ne reste plus qu'une sensation d'agréable bien-être.

Les Eaux-Bonnes ont une action spécifique sur les affections des voies respiratoires, action qui ne se rencontre dans aucune autre source, aussi jouissent-elles d'une efficacité exceptionnelle dans ces maladies. Elles sont contre-indiquées dans la phthisie à marche aiguë et dans les poussées tuberculeuses aiguës. On combattra donc tout d'abord les symptômes inflammatoires, puis une fois qu'on en sera maître, on suivra le traitement avec sécurité et pourtant avec réserve pour le dosage de ces eaux.

Les phthisies à marche lente, passives, atoniques, venant d'une diathèse strumeuse, congénitale ou acquise; les phthisies causées par la déchéance vitale, par la misère physiologique, trouveront les unes et les autres dans les Eaux-Bonnes leur remède par excellence. Et du moment que l'ensemble de l'organisme se trouve encore dans de bonnes conditions de conservation, vous ne devez pas désespérer de ces eaux, votre phthisie fût-elle même au troisième degré. Les Eaux-Bonnes reconstituent l'état dynamique général et portent spécialement leur action sur la poitrine. Voici du reste ce qu'on observe d'ordinaire sous leur influence.

Les signes stéthoscopiques sont tout d'abord exagérés. Les craquements secs du premier degré s'accentuent d'abord, puis en évoluant deviennent plus vagues et finissent par disparaître. Les craquements humides du second degré s'exagèrent également pendant quelques jours, redeviennent ensuite secs, quelquefois même ils cessent complètement. La respiration tubaire et le gargouillement du troisième degré sont ramenés successivement au craquement humide et au craquement sec, pourvu que l'état général ne soit pas trop mauvais. Souvent toutefois, la respiration conserve indéfiniment le caractère bronchique après la guérison; c'est que les cavités tuberculeuses restent, mais ne sécrètent plus. La lésion locale n'empêche pas la cicatrisation et la guérison : le valétudinaire vivra dans ces conditions aussi longtemps que le permettra l'âge moyen de sa famille.

L'action des Eaux-Bonnes ne doit réveiller le travail inflammatoire des tubercules que dans une certaine mesure. Cette mesure atteinte, suspendez ou mitigez l'emploi des eaux et recourez, suivant le cas, ou aux adoucissants ou aux révulsifs, jamais aux émissions sanguines. La transformation crétacée est extrêmement commune sous l'influence des Eaux-Bonnes; on observe des phthisiques en voie de guérison dont les crachats ne sont plus que du plâtre plus ou moins humide, voire même du plâtre sec. Les individus ayant eu déjà des hémoptysies, surtout s'ils sont pléthoriques, devront user des plus grandes précautions dans le dosage de ces eaux. Ceux qui en retireront les plus grands avantages, ce sont les sujets chloro-anémiques, les individus débilités par le régime, par le climat ou les excès de tout genre.

Les Eaux-Bonnes constituent une vraie pierre de touche pour discerner l'un de l'autre l'engorgement pneumonique et la congestion tuberculeuse. Dans le premier cas, après une période d'aggravation momentanée, on voit survenir une résolution progressive et le tissu pulmonaire recouvre promptement sa perméabilité. Dans le second cas, les signes disparaîtront sans doute, mais beaucoup plus lentement. Enfin, les épanchements pleurétiques, même avec des fausses membranes, sont graduellement résorbés les uns et les autres; mais après avoir passé par la période d'acuité avec tous ses symptômes caractéristiques. On suspendra alors l'usage interne des eaux et on le remplacera par l'application de larges vésicatoires sur la poitrine ou par la ponction thoracique, s'il y a lieu. Bientôt la fièvre tombe, la plèvre se dégage et tout rentre dans l'ordre.

Enfin pour compléter ce que nous avons dit des Eaux-Bonnes, nous ajouterons que cette station est située à une altitude de 780 mètres, qu'elle offre un séjour agréable et des environs délicieux. La promenade de l'Impératrice charme par ses frais et riants ombrages; la promenade dite Horizontale est une sorte de balcon attaché aux flancs de la montagne où se donnent rendez-vous les malades les plus affaiblis.

Cauterets (Hautes-Pyrénées) est situé dans une vallée entourée de hautes montagnes, ce qui rend son climat habituellement humide. Cette localité n'a pas moins de douze sources qui résument à peu près toutes les propriétés des eaux pyrénéennes. Deux seulement nous intéressent : La Raillière et Mahourat. La Raillière est abondante, limpide, onctueuse au toucher, d'une saveur douceâtre; sa thermalité est de 39 degrés et sa minéralisation en sulfure de sodium, de 0 gr. 018 par litre. Cette source est indiquée dans les affections tuberculeuses et catarrhales des voies respiratoires. Comparées aux Eaux-Bonnes, les eaux de la Raillière sont bien moins excitantes et conséquemment exposent moins à l'hémoptysie. Il est vrai qu'on se baigne peu aux Eaux-Bonnes, tandis que la température et l'abondance de la Raillière permettent l'usage journalier des bains et surtout des demi-bains.

A l'effet de prendre un demi-bain, le malade se met assis dans la baignoire de manière à avoir de l'eau jusqu'à l'ombilic; on couvre de flanelle ses bras et sa poitrine. Par là, on appelle le sang à la peau et à la région sous-diaphragmatique, on tempère le mouvement fluxionnaire que l'usage interne de l'eau minérale détermine du côté des organes pectoraux.

Enfin, l'eau de la Raillière renferme plus de barégine que les Eaux-Bonnes et, pour ce motif, devient parfois indigeste. C'est alors qu'il faut lui associer l'eau de la source Mahourat, douée d'une action antidyspeptique incontestable. Cette dernière contient 0 gr. 013 de sulfure sodique.

Barèges (Hautes-Pyrénées), situé à une altitude de 1,280 mètres dans une vallée étroite et sauvage, possède une dizaine de sources dont la thermalité varie entre 18 et 45 degrés, et la sulfuration entre 0 gr. 019 et 0 gr. 040. Ces eaux sont éminemment stimulantes et toniques. M. Grimaux a observé plusieurs cas de guérison de tuberculoses osseuses variées du tibia, du pied, etc., chez des individus de treize à trente et un ans. Employées dans le traitement des vieilles blessures, des manifestations lymphatiques et scrofuleuses, ces eaux, paraît-il, font merveille. On peut les transporter, elles se conservent bien. La saison thermale est ouverte du 12 juin au 15 septembre. Le climat, dans cette haute région, est rude et variable.

La Basserre (Hautes-Pyrénées) a une source sulfureuse plutôt froide que chaude, sa thermalité n'étant que de 13 degrés. Grâce à cette faible température, elle est peu exploitée sur place et se prête parfaitement au transport. Elle contient 0 gr. 016 de sulfure de sodium par litre. D'après le rapport de M. Cazalas, l'eau de la Basserre jouit d'une efficacité spéciale dans le catarrhe chronique des bronches, les toux convulsives, les congestions passives du poumon, la tuberculisation pulmonaire et la laryngite chronique. De plus, elle s'emploie très bien concurremment avec d'autres eaux pyrénéennes.

Les **Eaux-Chaudes** (Basses-Pyrénées) sont surtout visitées par les malades des Eaux-Bonnes : ils y viennent prendre des bains et des douches, car elles exposent moins aux phénomènes fébriles et calment plutôt même, quand on les prend modérément.

Saint-Honoré (Nièvre) possède des eaux sulfureuses tièdes. Leur analyse donne par litre 0 lit. 070 d'acide sulfhydrique libre, 0 gr. 003 de sulfure alcalin, 0 gr. 30 de chlorure de sodium et des traces d'arsenic. Cette eau est claire, limpide, d'une saveur douceâtre et hépatique, d'une légère odeur d'acide sulfhydrique. Les eaux de Saint-Honoré sont spécialement indiquées dans les affections pulmonaires. Il est très peu, dit M. Collin, de catarrhes du larynx, de la trachée ou des bronches qui ne cèdent à l'emploi bien dirigé de ces eaux, surtout quand ils se rattachent à la diathèse strumeuse si commune chez les enfants. Dans la phthisie, elles rendent de vrais services. Enfin, elles combattent avantageusement la congestion pulmonaire arthritique. Elles sont bien préférables aux Eaux-Bonnes, quand le sang a de la tendance à se porter à la poitrine.

Les sources de **Luchon** ou Bagnères-de-Luchon (Haute-

Garonne), appelées par les Romains *Aquæ balneariæ Luxonienses*, sont situées au milieu d'une des plus ravissantes vallées des Pyrénées. Les eaux de Luchon, au sortir de la roche, sont limpides et incolores; quelques-unes prennent au contact de l'air une teinte laiteuse ou verdâtre. Elles exhalent une forte odeur d'acide sulfhydrique et sont d'une saveur franchement hépatique. Les sources de la Reine et de la Grotte supérieure qui viennent en premier lieu pour leur puissante action ont : la première, une thermalité de 49 degrés avec 0 gr. 051 de sulfure de sodium; la seconde, une température de 53 degrés et une sulfuration de 0 gr. 014. Ces eaux sont excitantes et conviennent dans les tuberculoses du système lymphatique et des tissus osseux; elles conviennent également dans les diverses manifestations de la diathèse scrofuleuse, comme engorgements glanduleux, ulcères, fistules, caries, nécroses. La source Pré n° 1 contient jusqu'à 0 gr. 078 de sulfure sodique.

On trouvera dans un autre chapitre quelques mots sur les eaux sulfurées sodiques chaudes de Dax, du Vernet, d'Amélie-les-Bains.

2. — EAUX SULFATÉES CALCIQUES FROIDES.

Tandis que les eaux sulfurées sodiques surgissent des terrains primitifs et sont presque toutes thermales, les eaux sulfatées calciques viennent des terrains de transition et sont généralement froides. Le principe minéralisateur des premières est constitué par le sulfure de sodium qui y est contenu en faible quantité : 1 à 8 centigrammes par litre. Les secondes ne renferment à leur origine que du sulfate de chaux qui, en traversant un terrain chargé de matières organiques, se réduit et donne naissance à du sulfure de calcium et à de l'hydrogène sulfuré. L'acide sulfhydrique de celles-là ne prend naissance qu'au contact de l'air par la décomposition du sulfure de sodium. L'acide sulfhydrique de celles-ci se dégage du sulfure de calcium au contact de l'air et constitue aussi le principe des eaux sulfatées calciques; celles-ci contiennent, en plus, du chlorure de sodium, du sulfate de soude, des carbonates, etc.

L'eau sulfureuse est aussi vulnéraire, fait bien établi par Bordeu jeune, pour les plaies de l'intérieur que pour celles du dehors. Dans les eaux sulfureuses, l'acide sulfhydrique qu'on aspire et qu'on ingère avec la boisson est exhalé presque entièrement par les bronches. Ces eaux décongestionnent pour guérir et ne soulagent point sans décongestionner. Si le sang est attiré vers le foyer tuberculeux ou inflammatoire, le travail réparateur doit agir en sens contraire, par un mouvement d'expansion générale sur la peau et les muqueuses, qui dégage le poumon et le rend perméable; il n'y a pas de doute possible sur ce point.

Les principales sources sulfatées calciques sont : Aix-les-Bains, Allevard, Uriage, etc.

Aix-les-Bains (Savoie), les *Aquæ Gratianæ* des Romains, est une gentille petite ville admirablement située à 250 mètres d'altitude sur le versant d'une colline et au pied d'une montagne. Par ordre d'importance, c'est la deuxième des villes d'eaux françaises. Son climat est doux et tellement salubre que, privilège bien rare en Savoie, on n'y rencontre ni crétin, ni goitreux; les variations atmosphériques y sont peu sensibles. Le figuier et le grenadier y viennent en pleine terre. Les eaux d'Aix sont parfaitement limpides, d'une odeur fortement sulfhydriquée. Elles ont une thermalité de 45 degrés et une minéralisation en acide sulfhydrique de 0 gr. 33. Leur action la plus remarquable est d'accélérer le pouls, d'appeler la chaleur à la peau et de déterminer un mouvement fébrile qui se termine d'ordinaire par une crise.

Admirablement appropriées aux constitutions lymphatiques et scrofuleuses, les eaux sulfureuses d'Aix-les-Bains préviennent ou retardent la formation des tubercules. M. Bertier a remarqué depuis longtemps que les doucheurs et doucheuses ne deviennent jamais poitrinaires et il a observé, dans plusieurs cas, que l'emploi bien dirigé de ces eaux guérissait même la phthisie confirmée. Les deux sources, dites à tort l'une d'Alun, l'autre de Soufre, ont un rendement de 4,500,000 litres par jour. On y donne des bains et des douches d'après les systèmes les plus perfectionnés et les plus nouveaux ; aussi cette station est-elle visitée tous les ans par près de 30,000 baigneurs, *and among the distinguished personages who have made sejourns there are Her Majesty the Queen of England.*

Envoyez aux eaux sulfureuses froides d'**Allevard** (Isère) les sujets atteints de tuberculose pulmonaire à forme éréthique ou fluxionnaire. Ces eaux, d'une température de 16 degrés, contiennent par litre, 24 centimètres cubes d'acide sulfhydrique, 41 centimètres cubes d'azote, 96 centimètres cubes d'acide carbonique, plus des sulfates, des carbonates, du chlorure de sodium et de l'iode. Elles s'emploient sous toutes les formes, mais surtout en inhalations : l'inhalation gazeuse d'acide sulfhydrique est une spécialité d'Allevard. Voici leurs principaux effets d'après M. Niepce : la respiration gagne de l'ampleur en se faisant plus lente, les mouvements du cœur sont moins actifs et les palpitations diminuent notablement ; le pouls perd de sa fréquence, la peau de sa chaleur ; enfin on voit la toux diminuer et l'expectoration prendre un meilleur caractère. Aussi, obtient-on des cures remarquables dans les diverses maladies des voies respiratoires : catarrhes des bronches, laryngites, phthisie pulmonaire. Cette petite ville de 3,000 habitants est située sur les rives du Bréda au centre d'une vallée fertile. Son climat est tempéré et constant, sa végétation est exubérante, ses alentours offrent des sites ravissants.

Les sources sulfureuses tièdes d'**Uriage** (Isère) donnent

une eau limpide au point d'émergence, se troublant à l'approche des orages et des perturbations atmosphériques, d'une odeur prononcée d'acide sulfhydrique, d'une saveur hépatique et salée avec un arrière-goût amer. Leur thermalité est de 25 degrés et leur minéralisation est constituée par 7,344 millimètres cubes d'acide sulfhydrique et 10 gr. 43 de chlorures, sulfates, carbonates, à base de potasse, de soude, de chaux. C'est la seule eau sulfureuse réellement purgative. A « dose altérante », soit un ou deux verres, elle est absorbée, excite les principales fonctions par son action dépurative et réconfortante. A « dose purgative », soit quatre à six verres, elle détermine, sans irriter, d'abondantes évacuations, provoque vers l'intestin un mouvement fluxionnaire. En bain, l'eau d'Uriage réunit la double action des eaux chlorurées et des eaux sulfureuses et, pour ce motif, elle est surtout efficace dans les affections lymphatiques et scrofuleuses. Le bain dure une heure habituellement; mais on le prolonge jusqu'à deux heures entières, quand il s'agit d'affections rebelles et tenaces. Ajoutons encore que les douches, les fumigations, les inhalations sont les modes ordinaires de l'application des eaux d'Uriage. Les débilités organiques, les scrofules, les tuberculoses osseuses, l'engorgement tuberculeux des ganglions lymphatiques en retirent le plus grand bénéfice. L'estomac supporte cette eau à merveille. Les principes minéralisateurs ne souffrent pas du transport, quand les bouteilles sont soigneusement bouchées et goudronnées.

Digne (Basses-Alpes) est situé au fond d'un bassin dominé par de hautes montagnes, à une altitude de 575 mètres. Cette station possède des sources sulfurées calciques d'un débit si puissant, qu'il n'est pas besoin d'emmagasiner l'eau dans le réservoir : les malades prennent leurs bains dans l'eau courante. La température de ces eaux varie de 25 à 46 degrés, suivant la source. La scrofulo-tuberculose et ses manifestations, comme l'adénite, la carie osseuse, la tumeur blanche, sont les véritables spécialisations des eaux de Digne; c'est dans ces maladies qu'on obtient les plus beaux succès. On administre ces eaux en bains de baignoire, de piscine, d'étuve; la sudation est ici le grand moyen de traitement. On les emploie encore en boissons, en douches, gargarismes, pulvérisations et inhalations.

Saint-Gervais (Haute-Savoie) est situé au pied d'un des épaulements du Mont-Blanc, près d'un torrent impétueux. C'est un séjour où l'on se plait, car on y trouve vie simple, vie de famille, bonne compagnie, excursions et promenades variées. La saison commence au milieu de mai et peut se prolonger jusqu'à la fin de septembre. Les eaux salines sulfureuses chaudes de Saint-Gervais sont fournies par quatre sources principales d'une température de 38 à 40 degrés. Elles renferment par litre 0 gr. 024 de sulfure de calcium, 2 grammes de sulfate de soude, une quantité notable de chlorure de sodium, enfin des bromures et des iodures alcalins. Elles s'emploient en boisson, en bains et en douches.

Marlioz (Savoie) possède des sources sulfureuses froides qui renferment par litre 0 gr. 639 de principes minéralisateurs, dont 0 gr. 0295 de sulfhydrate de sodium, 0 gr. 2631 de sulfure de sodium, 0 gr. 0605 de sulfure de calcium, 0 gr. 064 de chlorure de magnésium, 0 gr. 0015 d'iodure de sodium. La saison est ouverte du 1er avril au 1er novembre. 20,000 étrangers visitent chaque année cette station qui est dans d'excellentes conditions de confort et de climat à une altitude de 250 mètres. Employées en inhalations, ces eaux conviennent parfaitement à la tuberculose pulmonaire, aux bronchites catarrhales, à l'emphysème, aux laryngites granuleuses. L'eau de Marlioz se conserve très bien en bouteille et peut se transporter au loin.

La Caille (Savoie) a des eaux sulfureuses chaudes, d'une thermalité de 30 degrés. Limpides à leur point d'émergence, elles blanchissent au contact de l'air, laissant sur leur passage un enduit lactescent. Ajoutez à ces caractères une saveur et une odeur franchement sulfureuses. Les eaux de La Caille s'emploient en boisson et en bains : elles ont une action modificatrice puissante dans les affections des muqueuses respiratoire, urinaire et intestinale, surtout quand ces affections sont d'origine herpétique.

Enghien (Seine-et-Oise) possède des sources sulfureuses froides. Bues le matin à la dose de deux ou trois verres, ces eaux déterminent chez quelques personnes de la pesanteur à l'estomac : il faut alors en diminuer la quantité, les faire tiédir ou les couper avec du lait. Presque toujours, on associe les bains à la boisson. On emploie ces eaux dans toutes les affections de l'appareil respiratoire, depuis la plus simple angine jusqu'à la lésion pulmonaire la plus compliquée : elles calment d'emblée la toux et l'enrouement. Leur analyse chimique révèle une notable quantité de soufre combiné avec la chaux, mais on n'y trouve point trace de barégine. Elles se conservent bien, même après leur transport, et s'emploient dans les mêmes cas et aux mêmes doses que les Eaux-Bonnes. Réveillé-Parise parle d'Enghien avec enthousiasme. Là, dit-il, se présente aux regards le plus magnifique, le plus attrayant, le plus gracieux des spectacles. Tout y charme, tout y retient, tout y séduit. Un site délicieux, un lac proportionné au paysage, des maisons élégantes et variées dans leur construction, des jardins admirablement dessinés ; partout des fleurs, des arbres, des promenades, de l'ombre, de beaux effets de lumière, quelque chose qui rappelle le pays le plus heureux, le climat le plus favorisé.

Pierrefonds (Oise) a une eau sulfureuse limpide, d'une saveur franchement hépatique, sans être désagréable. Elle renferme par litre 0 gr. 0022 d'acide sulfhydrique libre. Son action est un peu moins énergique que celle des eaux d'Enghien. M. Sales-Girons en a obtenu les meilleurs effets dans la bronchite catarrhale simple ou compliquée de tubercules, dans la pharyngite granuleuse, dans certaines formes d'aphonie, dans l'asthme essentiel et la dyspepsie symptomatique des affections pulmonaires. Ces eaux s'emploient surtout en pulvérisations; elles se conservent bien même après avoir été transportées.

Lippspringe (Westphalie) possède une eau saline sulfatée froide, sortant de la source d'Arminius. Elle est très gazeuse, d'une saveur saline et piquante, et contient par litre 2 gr. 405 de sulfate de chaux associé au bicarbonate de soude. La boisson et les bains sont les principaux modes d'administration de cette eau, dès lors surtout qu'on la considère comme une médication rafraîchissante et laxative. On la vante beaucoup contre la phthisie commençante, compliquée d'hémoptysie, chez les sujets pléthoriques, irritables et exposés aux congestions pulmonaires.

Weilbach (Nassau) possède une source sulfureuse froide, d'une sulfuration de 0 lit. 099 d'acide sulfhydrique libre avec une proportion considérable d'acide carbonique et d'azote. Les eaux de Weilbach se prennent en bains et surtout en boisson, car elles sont très facilement supportées par l'estomac. Leur efficacité est reconnue particulièrement pour les affections chroniques de la poitrine, notamment quand ces affections sont caractérisées par des hémoptysies ou des congestions actives du poumon. On commence par un ou deux verres dans la matinée, et encore on n'en boit qu'un demi-verre à la fois. Puis, peu à peu, on arrive à trois verres, puis à quatre, en prenant toujours l'expectoration pour guide; c'est d'après elle qu'on règle la dose. Expectorez-vous beaucoup? Prenez une dose faible d'eau minérale. Expectorez-vous peu seulement? Ne craignez point d'en prendre une dose forte. La dose suit de la sorte le mouvement inverse de l'expectoration. Ces eaux calment d'emblée, sans déterminer de phénomène critique. Souvent même, sous leur influence, on voit le pouls diminuer de quinze à vingt pulsations et de fébrile devenir sous-normal.

Cette puissante sédation peut produire une chlorose artificielle chez les tempéraments lymphatiques ; aussi les eaux de Weilbach conviennent-elles peu aux femmes, tandis qu'elles font grand bien aux individus pléthoriques, aux tempéraments sanguins, aux constitutions nerveuses, aux jeunes gens dans toute la force de l'âge. Elles supportent le transport sans altération.

Viterbe (province de Rome), les *Aquae Cajae* des Anciens, possède des sources sulfureuses et ferrugineuses froides. Deux sources sont particulièrement remarquables : la source de la Croix, d'une thermalité de 51 degrés, à principe minéralisateur constitué par l'acide sulfhydrique ; la source de la Grotte, minéralisée par le carbonate de fer et d'une température de 49 degrés. L'eau de ces deux sources est d'une limpidité parfaite. Elle est administrée en douches, en boisson, en bains contre l'adénite scrofulo-tuberculeuse, l'anémie et les débilités consécutives à l'intoxication paludéenne.

Harrogate (comté d'York) est célèbre par ses eaux sulfureuses et ferrugineuses. Cette station balnéaire possède sept sources sulfureuses principales. La Vieille source contient par litre 0 gr. 08 de sulfhydrate de sodium, 15 grammes de chlorures de sodium, de calcium et magnésium, 0 gr. 50 de carbonate de chaux, 0 gr. 10 de carbonate de magnésie ; les acides carbonique et sulfhydrique y sont en petite quantité. La Source sulfureuse forte contient 0 gr. 224 de sulfure de sodium. La Source sulfureuse faible, 0 gr. 12 de sulfhydrate de sodium. Ces eaux sont employées dans la scrofulose, les affections glandulaires, certains cas de phthisie. Harrogate est une jolie petite ville située à 120 mètres d'altitude : l'air y est pur et sec, le climat tonique, les maisons bien construites se trouvent sur les boulevards ou au milieu des jardins. La moyenne annuelle de la mortalité y est très faible depuis dix ans : elle est de 13.4 p. 1000.

Sandefjord est une station sanitaire et une ville d'eau admirablement située à l'extrémité du *fiord*, dans les districts méridionaux de la Norwège. On y trouve des sources sulfureuses contenant par litre plus de 0 lit. 012 d'acide sulfhydrique, 0 lit. 001 d'acide carbonique libre, et encore de fortes proportions de chlorure de sodium; d'autres sels à base de magnésie, de potasse et de chaux.

3. — EAUX ARSENICALES.

Les principales sources arsenicales sont celles de la Bourboule, qui contiennent 13 milligrammes d'arsenic par litre ; de Plombières, avec 7 milligrammes; le Mont-Dore, avec 5 milligrammes, et Vichy, avec 3 milligrammes.

La Bourboule (Puy-de-Dôme) a une situation excellente, à une altitude de 850 mètres, exposée en plein Midi, protégée contre les vents du Nord par un massif granitique; elle jouit d'un climat relativement doux. Les eaux de la Bourboule contiennent plus d'arsenic qu'aucune autre source : 8 milligr. 5 d'arsenic, ou 13 milligrammes d'acide arsénique ou bien encore 20 milligr. 9 d'arséniate de soude. Leur action est tonique, reconstituante et éminemment dépurative : elles sont admirablement supportées par l'estomac. Noël Guéneau de Mussy a reconnu que les eaux de la source Choussy agissent merveilleusement dans la phthisie et que, sur ce point, elles ne sont inférieures en rien à celles du Mont-Dore. La Bourboule est la station favorite des familles : ses eaux réussissent admirablement aux enfants, ses promenades sont très pittoresques. L'eau transportée se conserve indéfiniment et garde toute son efficacité.

Plombières (Vosges) a des eaux claires, transparentes, douces au toucher, sans odeur ni saveur, d'une température variant suivant la source entre 11 et 70 degrés, d'une minéralisation de 0 gr. 283 de principes fixes : silicates de soude, de chaux et de magnésie; traces d'alumine, d'arsenic et de fer. La Source des Dames contient 7 milligrammes d'arséniate de soude par litre, les Sources du Crucifix et de Sainte-Catherine en contiennent 6, la Source savonneuse, 5; dans la Source ferrugineuse, on trouve 4 milligrammes d'arséniate de fer. Ces eaux animent la vitalité des tissus organiques, comme du reste la plupart des eaux minérales; elles accélèrent les mouvements moléculaires et excitent l'exercice des fonctions vitales, notamment la sécrétion urinaire et la transpiration. On les administre en boisson, en bains, douches et étuves. L'eau de la Source des Dames est surtout employée en boisson et on la prend chaude plutôt que froide : on commence par un ou deux verres le matin à jeun de préférence ou après un premier déjeuner assez léger. On va progressivement jusqu'à cinq ou six verres qu'on prend purs ou coupés d'eau ordinaire. A la fin du traitement, on diminue graduellement la dose. Mais les eaux de la plupart des sources s'emploient en bains et en douches : elles agissent directement sur l'intestin et, d'habitude, se montrent héroïques après cinq ou six bains dans les diarrhées anciennes. Le séjour à Plombières offre d'agréables distractions et de fort belles promenades. Le climat y est salubre, l'air sain et pur, bien qu'humide ; mais les variations de la température y sont très fréquentes, ainsi que les orages. La pluie survient souvent d'une manière bien inattendue. Le soir, à peine le soleil a-t-il disparu, qu'on sent la fraîcheur. Plombières est une des stations thermales les plus riches par l'abondance, par la température et l'efficacité de ses eaux[1].

De même que les deux sources mentionnées ci-dessus, le **Mont-Dore** (Puy-de-Dôme) possède des eaux alcalines

1. *Plombières pittoresque, historique, poétique, médical et topographique par une société*; Paris, 1859.

chaudes avec une quantité notable d'arsenic et de fer. Les eaux sont limpides, incolores, sans odeur, fortement gazeuses, d'une saveur d'abord légèrement aigrelette, puis salée, laissant un arrière-goût styptique assez désagréable. Elles sont réputées efficaces dans la phthisie ; mais, ce qui est déjà beaucoup, leur rôle se borne à arrêter les progrès de la tuberculisation en dissipant la congestion pulmonaire qui constitue le premier stade de la tuberculose. Peut-être les inhalations favorisent-elles la cicatrisation des cavernes : elles conviennent à coup sûr aux catarrhes du larynx, de la trachée et des bronches, surtout chez les sujets à constitution herpétique ou rhumatismale. Le Mont-Dore a sept sources différentes : une froide et six thermales. La première est une eau de table très agréable, mais elle irrite les poitrines délicates. La saison du Mont-Dore est ouverte du 1er juin au 1er octobre ; le climat est tempéré, la moyenne thermométrique des mois de juillet et d'août est de 17 degrés seulement ; l'altitude est assez considérable : 1,045 mètres. C'est le vrai domaine des phthisiques en été ; mais ils doivent encore y prendre des précautions et éviter les fatigues.

Royat (Puy-de-Dôme) est situé à 450 mètres d'altitude, dans une vallée poétique entre deux montagnes où l'on trouve une nature splendide, des eaux vives et murmurantes, des cascades, des grottes, de frais ombrages, en un mot les promenades les plus attrayantes. La température y est douce et égale. Les sources de Royat sont classées généralement parmi les alcalines chaudes. L'eau est claire, limpide, légèrement écumeuse, d'une saveur atramentaire et piquante avec un arrière-goût alcalin. On y trouve des quantités notables d'arsenic, 5 gr. 460 de carbonates alcalins, 0 gr. 040 de carbonate de fer, 0 gr. 377 d'acide carbonique libre, des traces de lithine. On traite avec succès à Royat l'asthme humide, les catarrhes bronchique et laryngé.

Bussang (Vosges) possède des sources ferrugineuses

froides où l'analyse chimique a révélé des traces considérables d'arsenic. C'est une eau froide, limpide, d'une saveur aigrelette avec un arrière-goût atramentaire, contenant par litre 0 gr. 017 de carbonate de fer et 0 lit. 410 d'acide carbonique. Bussang tient le milieu entre les sources gazeuses et les sources ferrugineuses; ses eaux supportent très mal le transport.

Luxeuil (Haute-Saône) est situé dans une vallée délicieuse qu'arrosent deux cours d'eau. Cette station thermale possède des sources alcalines et des sources ferrugineuses, d'une température variant de 28 à 56 degrés. Les eaux en sont limpides, inodores, légèrement onctueuses au toucher. La source ferrugineuse renferme comme principes essentiels 0 gr. 027 de phosphate et d'arséniate de fer. La source la plus minéralisée, qui a nom « bain des Dames », contient par litre 1 gr. 164 de chlorure, de sulfate et de carbonate alcalins. Le traitement y est tonique et reconstituant.

Les eaux de **Vichy** (Allier) sont fortement alcalines et légèrement arsenicales. C'est en vertu de ce double principe qu'elles se montrent puissamment modificatrices des liquides et des tissus organiques. Les eaux de Vichy ont pour effet à peu près constant, non seulement de changer la composition chimique du sang en augmentant son alcalinité, mais encore de rendre alcalins ceux des liquides du corps qui sont naturellement acides. Elles agissent sensiblement sur la nutrition et sur les muqueuses respiratoires par leur bicarbonate et leur arséniate de soude. Vichy est la première station thermale du monde, elle reçoit annuellement près de 40,000 baigneurs pendant la saison, c'est-à-dire du 15 mai à la fin de septembre. Le climat de Vichy est tempéré et la saison est assez belle.

Recoaro (Vénétie) possède des sources ferrugineuses froides, qu'on dit excellentes pour donner du ton et des forces à l'organisme. Outre leur teneur en arsenic, ces eaux contiennent par litre 0 gr. 030 de carbonate de fer, quelques sels alcalins et 0 lit. 786 d'acide carbonique libre. Notons que non loin de Recoaro se trouve la Source Catulienne, renfermant, d'après Mélandri, 5 ou 6 grammes de fer par litre, quantité vraiment exceptionnelle, et des proportions assez notables de sulfate de chaux. L'eau de cette source a une teinte légèrement jaunâtre, une odeur vitriolique, un goût âpre et astringent. On en prend quelques cuillerées, puis un demi-verre, jamais on ne dépasse la dose d'un verre. Son action fortement styptique la rend souverainement hémostatique dans les hémorragies passives du poumon et de l'intestin.

4. — EAUX IODÉES.

Les eaux minérales les plus iodées de toutes les sources connues sont les eaux de **Saxon** (Valais). L'analyse d'Ossian Henry donne par litre 0 gr. 110 d'iodure de calcium et de magnésium, 0 gr. 011 de bromure, des traces de phosphore et d'arsenic; on y a trouvé aussi de la lithine. Ces eaux bromo-iodées tièdes sont d'une limpidité parfaite, n'ont ni odeur ni saveur et sont bien tolérées par l'estomac. Leur thermalité est de 25 degrés à leur point d'émergence. On en a obtenu d'excellents effets dans les diverses manifestations de la scrofulo-tuberculose et du lymphatisme. Administrées avant les repas, elles constituent une des formes les plus assimilables de la médication iodée. Enfin, elles se prêtent parfaitement au transport. Le climat de la localité est salubre, l'air est vif et sec, la pluie rare. Saxon a une altitude de 470 mètres. Les chaleurs parfois un peu fortes du jour sont tempérées par une brise qui souffle régulièrement de midi au coucher du soleil.

Challes (Savoie) possède des sources sulfureuses et bromo-iodurées froides. Elles sont dix fois plus sulfureuses que les meilleures sources des Pyrénées; elles contiennent par litre 0 gr. 550 de sulfure de sodium, 0 gr. 010 de bromure de sodium, 0 gr. 0099 d'iodure de potassium, puis des silicates et des carbonates alcalins. Un ou deux verres le matin à jeun sont généralement bien supportés par l'estomac. L'action de ces eaux est diurétique, éminemment dépurative; elle modifie puissamment l'organisme, surtout chez les herpétiques et les scrofuleux. Ces eaux supportent bien le transport et se conservent indéfiniment.

Bondonneau (Drôme) possède une eau iodo-bromée froide où l'analyse a constaté quelques bromures et iodures alcalins, ainsi que des traces d'acide sulfhydrique. On la dit utile dans la scrofulose et dans les maladies qui en dérivent.

La source iodo-bromée froide de **Wildegg** (Argovie) vient d'un puits artésien. Sa thermalité est de 12 degrés. C'est une eau limpide, exhalant une odeur assez forte de plantes marines, d'une saveur salée et amère. Elle contient, pour 1000 grammes, 0 gr. 024 d'iode et 0 gr. 010 de brome. On en prend deux à trois verres le matin dans les affections scrofuleuses. Les eaux iodées-bromées font partie de la médication iodée et suivent les mêmes indications.

5. — EAUX CHLORURÉES SODIQUES.

Balaruc (Hérault) vient en tête des eaux chlorurées sodiques. Leur chloruration est de 7 gr. 45, d'après les analyses de Béchamp et Gautier; elles contiennent en plus 3 gr. 150 de sulfates et de carbonates alcalins, ainsi que des traces de cuivre. C'est une eau très limpide, légèrement salée et piquante, sans être désagréable, laissant échapper de l'acide carbonique par moment. Sa thermalité est de 48 degrés. Elle se prend en bains et en douches. On la dit excitante et particulièrement efficace pour ranimer la motilité nerveuse et la contractilité musculaire.

Bourbonne-les-Bains (Haute-Marne) a des sources chlorurées chaudes, dont la température varie de 63 à 65 degrés. Son eau est parfaitement limpide, inodore, d'une saveur salée et amère, laissant un arrière-goût désagréable. Sa minéralisation est de 7 gr. 746 de sels, dont 6 gr. 164 de chlorure de sodium; les autres sels sont des sulfates de chaux et de magnésie. Ces eaux se prennent le matin à la dose de deux ou trois verres. L'estomac les supporte admirablement. Disons pourtant qu'elles sont surtout employées en douches et en bains. Elles conviennent bien dans la contracture des membres, les fausses ankyloses, les coxalgies commençantes, les caries, les nécroses et toutes les formes de la diathèse scrofulo-tuberculeuse. Le séjour à Bourbonne n'est point bruyant; d'ailleurs, les affections qu'on y traite réclament le repos et la tranquillité.

Salins-Moutiers (Savoie) possède une sorte d'eau de mer. Les eaux de cette « mer thermale », d'une température de 35 degrés, contiennent par litre 16 grammes de sels, dont 11 de chlorure de sodium et de faibles quantités d'iode, de brome, de fer, d'arsenic et de lithine. Leur débit est de 5,500,000 litres par jour. On les emploie avec succès dans les engorgements glandulaires, les caries, les fistules, les ulcères atoniques, toutes les affections, en un mot, qui sont sous la dépendance de la diathèse scrofulo-tuberculeuse. Il y a des piscines de natation, des bains à eau courante, des bains de boue. Cette station prend de l'extension chaque année.

Il y a encore en France quelques autres sources chlorurées sodiques d'une chloruration moindre : ce sont Saint-Gervais, qui contient 4 grammes de chlorure de sodium par litre, Evaux et Baden (Suisse), 3 grammes, Bourbon-Lancy, 1 gramme, Luxeuil, 0 gr. 24.

En Allemagne, certaines eaux chlorurées sodiques sont employées avec beaucoup de succès contre la tuberculose au premier degré.

Baden-Baden (duché de Bade) a des sources alcalines chlorurées sodiques d'une température de 44 à 69 degrés. Elles sont plutôt hygiéniques que thérapeutiques et on peut dire que cette station thermale est plus renommée par ses fêtes, ses distractions, ses jeux, ses promenades, ses sites que par ses eaux minérales. On y trouve tous les modes d'administration des eaux : des bains publics, des bains privés, etc.; des cures de lait et de petit-lait, des cures d'eau avec des jus d'herbes, des cures d'automne avec d'excellents raisins; toutes les ressources sociales et tous les amusements du grand monde. Cette station a une situation magnifique, un excellent climat, une température annuelle moyenne de 9°,25. Elle est entourée de tous côtés de forêts de pins et de hêtres où l'on peut faire des promenades et des excursions charmantes.

Soden (Nassau) est une localité située au pied du Taunus, non loin de Francfort. Ses eaux sont fortement chargées de sel marin, elles en renferment jusqu'à 14 grammes par litre sur 15 gr. 691 de principes fixes. Thilenius père et fils ont observé qu'elles ont souvent guéri des affections pulmonaires graves offrant tous les symptômes de la tuberculose. Ces sources méritent d'être rangées parmi les plus efficaces dans le traitement de la phthisie. Elles activent les fonctions de l'intestin, opèrent une dépuration humorale et agissent à la façon des révulsifs. Cette ville d'eau a une exposition délicieuse, étant protégée contre les vents du Nord par le Feldberg et l'Altkönig. On y trouve un air d'une pureté extrême et d'une température égale, une vie calme et paisible, des distractions champêtres, des promenades agréables sous de frais ombrages.

Wiesbaden (Nassau), sans doute les *Fontes Mattiaci* de Pline, est situé sur le versant méridional du Taunus. La principale source, le *Kochbrunn*, a une température de 69 degrés; elle fournit une eau limpide, d'une saveur très salée, d'une odeur de chaux qui se délite. Elle contient 7 grammes de chlorure de sodium sur 8 gr. 176 de principes fixes consistant, en outre, en silicates, sulfates et carbonates alcalins. Les bains constituent la partie essentielle du traitement. C'est un séjour agréable et animé, qui n'offre rien de trop bruyant : il y a beaucoup moins d'étiquette obligée qu'à Baden-Baden ou à Ems et pourtant l'on est toujours sûr d'y rencontrer une société choisie, une existence facile, des distractions agréables.

Bon nombre de poitrinaires se donnent chaque année rendez-vous à **Ischl** (Alpes Noriques). Cette station possède des eaux salines chlorurées froides, qu'on emploie surtout en bains. On prend en même temps tous les matins trois ou quatre verres de petit-lait. Ischl jouit d'une température douce et égale, d'un climat des plus favorisés : l'air y est pur et balsamique, les émanations salines semblent apporter le calme et le bien-être. La situation est des plus choisies : on est à une altitude de 500 mètres, dans une vallée qu'entoure un amphithéâtre de montagnes couvertes de la plus riche végétation. Ces montagnes sont assez élevées pour former, surtout au Nord, un rempart naturel contre les vents qui, dans cette contrée, soufflent quelquefois avec une extrême violence. Les eaux vives qui parcourent la vallée dans tous les sens servent à la fois à renouveler l'air et à y entretenir une continuelle fraîcheur.

6. — EAUX ALCALINES.

Ems (Nassau) est une des villes d'eaux les plus en vogue des bords du Rhin. Elle a de nombreuses sources alcalines chaudes dont les principales sont : *Kraenchen*, *Kesselbrunnen*, *Königin Augusta Quelle*, *Victoria Quelle*. L'eau d'Ems est parfaitement limpide, sans odeur, d'une saveur légèrement lixivielle; sa thermalité est de 27 à

46 degrés, sa minéralisation en bicarbonate de soude est, suivant la source, de 1 gr. 92 à 2 gr. 036 par litre. On la prend en bains, en douches, en inhalations, mais surtout en boisson. Alors généralement, deux ou trois verres dans la matinée suffisent pour commencer la cure; on arrive peu à peu jusqu'à cinq et six verres par jour. Cette eau est d'une digestion facile, grâce à l'acide carbonique qu'elle renferme. Dès les premiers jours du traitement, on observe un surcroît d'appétit, une augmentation des sécrétions cutanée et urinaire. Mais bientôt il y a saturation : les malades deviennent tristes, moroses, abattus; ils ont la bouche pâteuse, ils souffrent de flatulences, d'accès fébriles, tous symptômes qui cèdent facilement à quelques jours de diète ou d'interruption des eaux ou bien même à un laxatif léger. Au premier rang des maladies pour lesquelles les eaux d'Ems sont indiquées viennent se placer la phthisie pulmonaire, le catarrhe bronchique et laryngé, la pharyngite granuleuse. Ces eaux ne provoquent point d'exacerbation comme les Eaux-Bonnes, mais une douce impulsion de tout l'organisme, si l'on produit une combinaison lente, insensible, de l'eau minérale avec nos fluides et nos tissus.

Tant que les symptômes de la phthisie sont vagues et mal caractérisés, appliquez l'eau d'Ems et vous verrez en peu de temps l'appétit renaître, les traits se colorer, les forces revenir et tout rentrer dans l'ordre; l'irritation pulmonaire s'est dissipée. Mais si la phthisie est confirmée, offrant les signes physiques d'une lésion pulmonaire bien nette, les médecins d'Ems eux-mêmes sont d'avis que ces eaux hâtent la catastrophe. Et pourtant nous nous sommes laissé dire que des phthisiques au second degré avaient été définitivement guéris après une ou deux saisons passées à Ems.

L'usage prolongé de ces eaux détermine chez la plupart des malades un état de faiblesse et un sentiment de langueur. Pour remédier à cet inconvénient et pour consolider la cure, on va passer une demi-saison aux eaux voisines de Schwalbach qui sont ferrugineuses froides. Par leur action sédative, les bains d'Ems calment singulièrement les affections nerveuses. Le transport des eaux d'Ems, le plus souvent de la source Kraenchen, affaiblit un peu leurs vertus thérapeutiques. Le climat de cette station est agréable : air pur et balsamique, température douce sans variations brusques, atmosphère légèrement humide à cause du voisinage des forêts et de la vallée. On s'y plaît, le séjour n'est point trop bruyant, vu que les dames y sont en majorité. Les distractions du jour consistent surtout en promenades.

Penticouse (Aragon) est située dans les Pyrénées espagnoles, au milieu des paysages les plus pittoresques et des excursions les plus variées. Ses eaux alcalines tièdes sont spécialement employées dans les maladies de la poitrine, dans la phthisie particulièrement. L'eau de la Source du Foie exerce une action diamétralement opposée à celle des Eaux-Bonnes. Autant celles-ci sont excitantes, autant celle-là est calmante. Sous l'action combinée du climat et des eaux, a dit le Dr Arnus, la toux diminue, l'air pénètre librement dans la poitrine, la fièvre tombe, la sueur disparaît, le sommeil revient, les cavernes pulmonaires se cicatrisent.

Salzbrunn (Silésie) possède des eaux alcalines froides, dont les deux principales sources, *Oberbrunn* et *Mühlbrunn*, contiennent : la première 1 gr. 040, la seconde 0 gr. 790 de bicarbonate de soude par litre. C'est une eau limpide, pétillante, d'un goût styptique légèrement salé. On la boit pure ou mieux coupée avec du lait à la dose de six à huit verres le matin. Elle passe pour avoir opéré de belles cures dans les affections catarrhales des bronches, même avec sécrétion purulente, et dans la phthisie au début.

Gleichenberg (Styrie) possède des eaux alcalines froides d'une action tellement énergique que, la plupart du temps, on les coupe avec du lait pour en tempérer la trop grande activité. La source la plus importante, celle dite de Constantin, contient par litre 2 gr. 512 de bicarbonate de soude. Ces eaux conviennent dans le traitement des diverses affections pulmonaires et tout spécialement du catarrhe bronchique et de la tuberculose commençante.

Celles (Ardèche) a sept sources alcalines froides, dont la principale, le Puits-Artésien, émerge à une température de 25 degrés. La minéralisation est de 1 gr. 887 de sels alcalins et de 1 lit. 208 d'acide carbonique par litre. Cette station balnéaire a une méthode thérapeutique toute particulière. Les phthisiques prennent l'eau du Puits-Artésien en douches et en boisson, ils prennent aussi l'acide carbonique à part en inhalations et en bains. Deux autres sources jouent un certain rôle dans le traitement : la fontaine Ventadour et les Roches. Or, on frictionne les malades sur les principales surfaces absorbantes avec l'eau des Roches que l'on a additionnée de sels de cuivre. Enfin, deux fois par jour, on pratique le cathétérisme œsophagien avec un pinceau imbibé de la solution cuprique. Des poitrinaires qui s'étaient trouvés mal de toutes les eaux minérales ont éprouvé à Celles une amélioration marquée par le retour des forces et de l'embonpoint, ce qui nous étonne d'autant moins que, depuis cinq ou six ans, M. Luton, de Reims, emploie les sels cupriques avec de grands succès dans les premières périodes de la tuberculose. Le cuivre, associé à l'eau des Roches et aux sels du Puits-Artésien, constitue la base du traitement de la scrofulose, qui peut du reste se résumer ainsi : bains artésiens et Ventadour, boisson artésienne, frictions sur les glandes engorgées et à leur pourtour avec la solution cuprique ; si les scrofules sont ulcérées, fomentations avec la même solution cuprique.

Les sources alcalines tièdes de **Weissembourg** (canton de Berne), situées dans une gorge profonde et sauvage, eurent une vogue d'un moment pour le traitement des maladies de poitrine.

Enfin, **Bains** (Vosges) a des sources alcalines chaudes

qui donnent de petites eaux plutôt hygiéniques que médicamenteuses : elles relèvent les forces et calment le système nerveux.

7. — BAINS DE MER.

Nous avons déjà dit ce qu'il fallait penser des malades qui, pour compléter leur traitement, vont directement des Eaux-Bonnes à Biarritz, passant du bain sulfureux dans le bain de mer. Ce n'est pas que les bains de mer ne soient utiles dans bien des cas, surtout pour combattre les dispositions morbides des tempéraments lymphatiques et scrofuleux. En effet, M. de Valcourt, de Cannes, a observé que les bains de mer quotidiens, pris pendant la saison d'hiver dans la **Méditerranée**, produisent de bons effets chez les enfants atteints de scrofule et de tuberculose osseuse. Ces bains étaient de courte durée : deux à dix minutes, suivant les températures de l'eau et de l'air; de plus, ils étaient interrompus les jours de grandes pluies et de grands froids. Les enfants soumis à ce régime l'ont très bien supporté ; ils se sont fortifiés rapidement et semblent n'être pas sujets aux affections des voies respiratoires. Ceux qui ne vont pas dans la Méditerranée peuvent prendre aussi avec quelques succès dans une baignoire des bains chauds d'eau de mer pendant les mois les plus rigoureux de l'hiver et des bains de mer froids pendant l'automne et le printemps.

En sera-t-il de même sur les côtes de la **Manche**? M. Iscovesco, de Paris, a exposé cette question devant l'Académie de médecine l'an passé : il faut, dit-il, rigoureusement proscrire le séjour aux bords de la mer et les bains de mer dans toutes les tuberculoses locales douloureuses ou présentant des tendances inflammatoires. Voyons d'abord les gommes et les abcès froids : la mer n'entraine jamais leur guérison; il faut que le chirurgien vienne, par l'ouverture, le raclage et la cautérisation, purger les tissus des fongosités tuberculeuses. Le lupus est presque toujours aggravé.

Les engelures que M. Cazin a prouvé être souvent des ulcérations tuberculeuses ne sont pas enrayées par le séjour au bord de la mer et s'y montrent aussi tenaces qu'ailleurs. Bien plus, à l'hôpital de Berck-sur-Mer, on assiste fréquemment au développement de tuberculoses locales chez des enfants qui ne présentaient aucune lésion bacillaire auparavant, ou bien chez des enfants qui avaient déjà une autre tuberculose locale.

Donc, si le séjour au bord de la mer et les bains de mer sont parfois utiles, il y a aussi des cas où ils sont dangereux. Bien plus, on peut dire d'une manière générale que les bains de mer sont surtout dangereux, quand il s'agit des lésions multiples de la tuberculose. Ils ne peuvent alors avoir d'utilité que dans les tuberculoses locales tout à fait indolentes et atoniques,

Les bains de mer ont des indications assez restreintes : ils conviennent seulement aux enfants étiolés ou amaigris, aux jeunes filles à l'époque de la formation, aux jeunes femmes souffrant d'une atonie de l'utérus ou d'une maladie nerveuse, aux hommes débilités par le séjour des grandes villes.

CHAPITRE VI

TRAITEMENT HOSPITALIER

Comme l'hygiène occupe la plus grande place dans le traitement de la tuberculose; comme, d'autre part, il est difficile d'obtenir des malades l'observation rigoureuse et sévère de toutes les règles minutieuses de l'hygiène, il est nécessaire de créer des *sanatoria*. Pour cela, il faut un établissement simple, sur un coteau élevé au-dessus des brouillards, peu exposé aux vents, à peu de distance d'un bois qui offrira pendant l'été un air frais et des promenades ombreuses.

M. Leyden, de Berlin, considère le traitement dans les sanatoria comme le meilleur des remèdes contre la tuberculose. C'est grâce aux sanatoria, dit également M. Dettweiler, que la phthisie est curable sous tous les climats dans une proportion inattendue. Même en Norvège, il y a depuis plusieurs années un sanatorium pour les phthisiques : les résultats y sont surprenants et donnent une assez forte proportion de guérisons. Les poitrinaires indigents ne pourront jamais être secourus efficacement, si l'on ne fonde des hôpitaux particuliers.

Les hôpitaux, grands et petits, qui existent en Angleterre pour le traitement spécial des phthisiques ont, d'après Hermann Weber, donné de bons résultats et sont appréciés même par les malades. Dans ces établissements, l'air doit être sans poussière et libre d'impuretés organiques dans tout le voisinage à une assez grande distance. Les salles sont vastes et bien aérées. On a choisi, pour l'emplacement de ces hôpitaux, un terrain sec, autant que possible, une pente exposée au Midi, une altitude relativement élevée, un site agrémenté de forêts et surtout de forêts de sapins. Il y faut des facilités pour les promenades, tantôt sur terrain plat, tantôt en montant.

Il faut aussi des facilités pour le travail dans les halles ouvertes. De vastes espaces bien abrités permettront de séjourner en plein air toute la journée; on trouvera encore des sentiers et des sièges à l'abri de la pluie et du vent. Beaucoup de poitrinaires guérissent dans ces établissements et y apprennent ce qu'ils ont à faire pour éviter les rechutes.

Dans les hôpitaux généraux, où des malades de toutes sortes sont pêle-mêle, les phthisiques tirent peu de profit du traitement auquel on les soumet; mais, en revanche, ils présentent un danger d'infection très grand pour les autres malades. On sent le besoin d'institutions nouvelles appropriées au traitement des tuberculeux. On arrive facilement à fonder des établissements spéciaux, quand déjà il y a des médecins spéciaux pour la tuberculose. Brehmer, le premier, a préconisé le traitement des poitrinaires par l'hygiène et le régime; il a démontré que la phthisie était curable dans les conditions spéciales des sanatoria. La contagion de la tuberculose n'est pas à craindre dans les hôpitaux d'enfants, car les enfants ne crachent pas et l'air n'est pas souillé de bacilles. Il ne s'agit, il va sans dire, que des salles de médecine, car, dans les salles de chirurgie, la poussière formée par le pus desséché des lésions tuberculeuses externes peut fort bien infecter l'atmosphère.

Dans les établissements fermés, le traitement et surtout l'hygiène des tuberculeux sont soumis à un contrôle sévère et, en Allemagne, les résultats en sont surprenants. Si l'on ne peut envoyer les tuberculeux dans des hôpitaux spéciaux, il faut tout au moins les placer dans des pavillons ou des salles isolés; il faut désinfecter tous les jours vêtements, locaux et objets usuels à eux appartenant, enfin n'employer à leur service que des personnes saines, robustes, sans tare héréditaire et ayant dépassé trente ans. En créant des hôpitaux spéciaux pour les phthisiques, on diminue l'encombrement des hôpitaux généraux, on supprime le danger d'infection pour les autres malades, on a un aménagement plus conforme au traitement hygiénique de la phthisie. Il est certain que la vie des phthisiques est prolongée par le traitement hospitalier.

La séparation des phthisiques des autres malades est une question de la plus haute importance. M. Ollivier reconnaît qu'il est nécessaire d'isoler les enfants tuberculeux soit dans les familles, soit à l'hôpital. Zanguer, de Vienne, déclare après enquête que la présence d'un grand nombre de tuberculeux dans les hôpitaux communs constitue un danger, c'est un foyer d'infection pour les autres malades, notamment pour les individus affectés de pneumonie ou de fièvre typhoïde. Jaccoud, en 1885, affirme que les sujets atteints de lésions broncho-pneumoniques non tuberculeuses doivent être soigneusement exclus des sanatoria consacrés au traitement des phthisiques. Jahn, en 1886, publie un travail d'ensemble sur l'isolement des malades ayant des maladies infectieuses et, pour ce qui concerne la tuberculose, il conclut que les phthisiques ne doivent pas être placés dans les salles où se trouvent les malades atteints de laryngite, de bronchite, de pleurésie ou de pneumonie.

Outre l'isolement, il faut aussi la plus grande propreté dans les sanatoria pour que les tuberculeux ne s'infectent pas les uns les autres. Tous les tousseurs à tuberculose même latente cracheront dans des crachoirs spéciaux. A ce sujet, on ne peut que louer le magistrat de Méran (Tyrol) qui a ordonné et mis en vigueur, à partir du 1er décembre 1889, les mesures sanitaires relatives à la prophylaxie des maladies infectieuses et particulièrement de la tuberculose. Aux termes de cette ordonnance, « il devra être procédé : 1° à une complète désinfection de tous les objets ayant servi aux malades atteints d'une des affections reconnues infectieuses; 2° à l'exposition de crachoirs remplis d'eau dans tous les lieux publics, hôtels, restaurants, cafés, pensions d'étrangers, etc. Ces crachoirs devront être nettoyés chaque jour. Les contrevenants seront passibles d'une amende de 7 fr. 50 à 25 francs. » De son côté, le préfet de police de Berlin, à l'instigation de M. Guttmann, a rendu, en 1889 également, une ordonnance relative aux précautions à prendre à l'égard des phthisiques. Cette ordonnance, expédiée à tous les hôpitaux, recommande : 1° d'isoler autant que possible les phthisiques soignés dans les hôpitaux; 2° de désinfecter avec soin les lits, les couvertures et, d'une façon générale, tous les objets ayant servi aux phthisiques; 3° de bannir les crachoirs et de ne permettre que l'usage de vases en verre pour recueillir les crachats; 4° de ventiler et de nettoyer souvent et à fond les chambres des phthisiques.

Spinola a dit bien à tort que les hôpitaux de phthisiques auraient une mortalité de 80 p. 100. A tort aussi, Ziemssen a déclaré que 50 p. 100 des sœurs des hôpitaux de Munich avaient été atteintes de la tuberculose. A l'hôpital Moabit, à Berlin, Guttmann a vu en traitement, du 1er avril 1888 au 1er avril 1889, 711 phthisiques; sur ce nombre 233, soit 32,6 p. 100, sont sortis améliorés. L'hôpital de Friedrichshain, à Berlin, fondé en 1884, n'a eu que 10 tuberculeux dans le personnel médical hospitalier en six ans, sur 989 personnes, et encore 3 individus du personnel étaient déjà tuberculeux à leur entrée. A l'hôpital d'Augusta, fondé en 1864, il y a 21 sœurs et aucune d'elles n'a été atteinte de tuberculose; bien plus, quand M. Cornet a recueilli la poussière des murs des salles habitées par les malades, il n'a pas trouvé un seul bacille. Sans doute, la vie commune avec les malades, surtout avec les phthisiques, est dangereuse pour ceux qui manquent de précautions. Ainsi en Prusse, sur 2,929 personnes qui, au moment de leur entrée au service des malades, avaient été reconnues en bonne santé, 1,320, c'est-à-dire 45,06 p. 100 ont succombé à la tuberculose. Et dans les villes d'eaux, on voit, qui le croirait? un grand nombre de médecins devenir phthisiques.

Les établissements de Görbersdorf et de Falkenstein, où les résultats sont si encourageants, ne sont guère occupés que par les malades riches. Mais les pauvres fournissent à la tuberculose un contingent plus élevé que les riches et se font par là les propagateurs actifs de cette maladie. Il faut donc aussi des sanatoria pour la classe indigente, de manière que les poitrinaires pauvres y soient envoyés et entretenus ou gratuitement ou à peu de frais. Moins on est à même de combattre une maladie par les médicaments, plus on est obligé d'augmenter la résistance des malades et par conséquent d'insister sur l'application du régime et de l'hygiène. La résistance individuelle est fonction de l'âge avant tout, puis de la constitution héréditaire et acquise, puis des rapports extérieurs, puis de la position sociale.

Nous croyons bien faire de placer ici la description d'un *hôpital modèle* réalisant à peu près tous les desiderata du corps médical.

L'établissement est construit en pleine campagne, à une altitude moyenne, plutôt élevée même, dans une région où la phthisie est rare. Le corps de bâtiment est vaste et rectangulaire, 240 mètres de long sur 160 mètres de large par exemple. Un tramway ou un omnibus ou même un chemin de fer relient cet hôpital aux centres populeux d'alentour ; les malades peuvent jouir des ressources de la ville, les parents et les amis viennent facilement visiter ceux qui souffrent. Le téléphone met en communication les différentes parties de l'hôpital et chaque administrateur, comme chaque médecin, a chez lui un poste téléphonique pour se mettre en rapport avec les malades qui lui sont confiés.

Le but d'un tel hôpital est de se rapprocher le plus possible de ce qui se fait à domicile où, sans conteste, les malades guérissent et plus sûrement et plus vite, où l'on a le plus en vue le précepte formulé par Celse : *tuto, cito et jucundè*. Les pavillons sont vraiment multipliés à plaisir et encore chacun d'entre eux est divisé en de toutes petites salles, dont aucune ne contient plus de dix lits. Le pavillon central est surélevé de plus d'un mètre au-dessus du sol : il se compose d'un rez-de-chaussée et d'un ou deux étages. A chaque étage de malades, il y a deux salles de dix lits occupant les extrémités du pavillon. Au centre, sur le devant, se trouvent les services accessoires, chambres d'isolement, chambres de surveillant, grand hall servant de réfectoire. Sur le derrière sont établis water-closets, salles de bains, lingerie, tisanerie. A l'extrémité libre de chaque salle, existe une galerie ouverte, assez spacieuse pour contenir trois ou quatre lits. Là, dans les beaux jours, peuvent venir au grand air et au soleil les malades auxquels il est interdit de sortir à cause de leur état.

Les water-closets sont aménagés d'une façon toute particulière : placés en avant-corps, ils sont aérés de tous les côtés; un lavabo, un urinoir les précèdent; les chasses d'eau fonctionnent par le jeu de la porte de telle sorte que chaque visite aux cabinets d'aisances est accompagnée de deux chasses, une à l'entrée, une à la sortie. Une large montée d'escaliers donne accès dans les salles : sur ses côtés se trouvent un monte-charge et un ascenseur dans les pavillons de chirurgie de façon qu'un malade puisse être amené dans son lit au moyen d'un chariot roulant jusqu'à la salle d'opérations, sans subir la moindre secousse.

Les salles contiennent dix malades et il n'y a pas de lit

dans les coins. Tous les angles sont arrondis, les murs des salles de chirurgie sont soigneusement stuqués et ceux des salles occupées par le service de médecine sont peints à l'huile. Dans les hôpitaux de Saint-Pétersbourg, on a émaillé les murs, les plafonds et les carreaux de toutes les salles qui exigent des soins particuliers de propreté et de désinfection. Le rez-de-chaussée et le premier étage sont séparés par un plafond droit. Aux étages, le plafond affecte une courbure en anse de panier, qui permet d'avoir un matelas d'air d'une épaisseur moyenne d'environ $1^{m},50$ pour protéger la salle. On prend toutes les précautions imaginables pour empêcher l'humidité d'envahir les murs et les sous-sols.

Quant à la ventilation, on cherche autant que possible la ventilation naturelle. Aux étages, l'air vicié s'évacue par des orifices situés au sommet de la voûte. Au rez-de-chaussée, les orifices occupent les angles et aussi le milieu du plafond. Les gaines d'aspiration, toutes indépendantes les unes des autres et munies d'appareils aspiratoires, débouchent directement sur la toiture. Chacune d'elles est pourvue d'un brûleur à gaz qui peut fonctionner à volonté. L'air pur arrive de toutes parts : par les croisées qui sont munies de châssis à bascule et de verres perforés ; par des prises d'air munies de valves mobiles. Ces prises d'air sont disséminées autour de la salle, les unes sous plafond, les autres à la base des murs. Le dispositif intérieur des pavillons contribue aussi puissamment au renouvellement de l'air pur dans les salles. Dans toute la longueur des pavillons règne une ligne droite s'ouvrant aux deux extrémités sur des balcons. Cette ligne droite est coupée perpendiculairement par un autre espace vide, qui est la montée d'escaliers et le hall en façade.

Ce hall a une grande importance pour le séjour des malades à l'hôpital : il sert de réfectoire, de salle de lecture et même, si l'on veut, de lieu de récréation. Pendant l'hiver, il désemplit la salle des malades qui, en se levant, continuent à vicier l'air de ceux qui ne peuvent quitter leur lit. Le cube d'air destiné à chaque malade est d'environ 80 mètres cubes. Pour le chauffage, on a le thermo-siphon à basse pression qui donne une température plus fixe que tout autre système. Mais, pour éviter les mécomptes, on a prévu un chauffage supplémentaire : un foyer à feu nu est installé dans le milieu de la salle du rez-de-chaussée avec repos de chaleur à la salle située au-dessus. L'éclairage se fait au moyen de l'électricité. Dans les salles de malades, dans les couloirs et les services divers sont placées six à sept cents lampes à incandescence. Six lampes à arc, montées sur des colonnes, rayonnent sur les divers cours de l'hôpital. Toutefois, le gaz est installé partout pour prévenir toute interruption dans l'éclairage en cas de réparation des appareils.

Situé en dehors des salles, entre deux pavillons de blessés, le pavillon d'opération leur est relié par une large galerie fermée et chauffée comme l'intérieur des salles : deux chirurgiens peuvent opérer simultanément. Ce pavillon se compose de six pièces : 1° deux salles de pansement où se font les opérations sur les suppurants; 2° entre ces deux salles, une plus petite où sont retirés les objets de pansement non stérilisés, les gouttières, etc. ; 3° une grande salle où l'on fait de l'asepsie; 4° un arsenal et 5° une pièce pour les objets de pansement stérilisés, avec tous les appareils nécessaires à cet effet, comme autoclaves, etc. Ces salles sont largement éclairées par un grand vitrage montant jusque sous plafond. Si l'on opère la nuit, l'électricité fournit un éclairage commode. Jusqu'à une certaine hauteur, les murs sont revêtus de plaques de verres. Le chauffage en est assuré par le système général. Bref, on y trouve tous les perfectionnements matériels qu'exige la chirurgie antiseptique.

Après cette description, nous donnerons encore quelques

détails sur des hôpitaux répondant aux exigences de la science actuelle, comme ceux de Belfast, de Margate, du Vernet. Disons dès maintenant que les États-Unis, l'Angleterre, l'Allemagne, la Norwège, l'Autriche, la Suisse et la France ont des sanatoria pour les tuberculeux.

Nashville (États-Unis), à 750 mètres d'altitude, possède un sanatorium pour les phthisiques. Cet hôpital est dans une excellente localité, puisque la tuberculose y est relativement rare, tandis qu'elle est énormément fréquente aux États-Unis : il meurt tous les ans dans ce pays 500,000 poitrinaires. Sa situation et son aménagement attirent beaucoup de malades, sans pour cela répandre et propager les bacilles autour de lui. Il a obtenu de beaux résultats, ainsi que *Adirondak Cottages Hospital*, situé au bord du lac Sarawac, près New-York, et dirigé par le Dr Imdeau.

M. Pollock a traité plus de 14,000 cas de phthisie pulmonaire au « Brompton Hospital », à Londres. D'après lui, l'absence de fièvre est toujours un signe favorable; ensuite, les tuberculeux chroniques qui n'ont pas dépassé la première période peuvent fort bien guérir à Londres; enfin les cas où il n'existe qu'une cavité dans un seul poumon restent souvent stationnaires, en Angleterre même, pendant vingt-cinq et trente ans. L'hôpital Brompton est un des hôpitaux les plus renommés pour le traitement des poitrinaires.

Le rapport annuel de l'hôpital des phthisiques de Manchester, dressé au commencement de l'année 1889, a établi que le nombre des malades sortis alors de l'hôpital, *out-patients*, était de 4,508, nombre un peu inférieur à celui de l'année précédente. Le nombre des malades à l'hôpital, en mars 1889, *in-patients*, était de 203[1]. Depuis 1888, ce sont les malades qui paient les médicaments et l'huile de foie de morue.

1. *British Medical Journal*, 9 mars 1889.

L'hôpital des phthisiques de Thronemount, près Belfast, se montre très satisfait de ses succès thérapeutiques, et il prend du développement en ajoutant chaque année de nouveaux quartiers à ses dépendances. Le rapport officiel donne 331 cas traités dans cet établissement pendant l'année 1883. Sur 126 de ces cas, on a obtenu 15 guérisons ou arrêts de la maladie, soit 11.90 p. 100. Dans le plus grand nombre des cas, la phthisie était trop avancée pour permettre quelque soulagement. Au reste, la tuberculose est une maladie qui domine en maîtresse à Belfast; il y a quelques années, elle augmenta au point de devenir un vrai fléau, un sujet de bien des inquiétudes. La mauvaise tenue du linge et l'humidité de l'atmosphère semblent être à Belfast les causes les plus importantes de l'énorme accroissement des cas de tuberculose. Rien que dans le district de Ballymacarrett, le nombre des morts par maladies de poitrine s'est élevé en 1883 à plus de 300. Il y eut, en 1885, 486 malades traités à l'hôpital de Belfast. Les malades capables de payer donnent une faible rétribution pour les médicaments; la recette de 1885 se montait à 685 francs. Cet hôpital passe pour être en pleine prospérité.

Margate, ville de 20,000 habitants, située à l'embouchure de la Tamise, dans un climat salubre et tonique, possède un hôpital modèle qui mérite bien une courte description. La *Royal sea bathing infirmary* se compose d'un premier bâtiment construit en 1792 et d'une annexe. Dans le premier bâtiment, il y a un étage et un rez-de-chaussée comprenant 218 lits en fer distribués dans 19 salles dont les murs sont peints à l'eau. La ventilation est excellente, les fenêtres s'ouvrent partout à l'air libre et se trouvent des deux côtés des salles. L'annexe comprend quatre salles admirablement construites : elles sont tapissées à l'intérieur de catelles de couleurs claires et bien assorties qui recouvrent les murs et le plafond. Les murs sont en briques. Les planchers sont en bois de teck : ce bois résiste mieux à l'humidité que le chêne et n'offre d'autre inconvénient que son prix très élevé. Les lits sont en fer et munis de sommiers métalliques en forme de réseau, recouverts d'un matelas de crin. Chaque malade a une petite armoire pour mettre ses effets personnels. Nulle part, il n'y a de vase de nuit : chaque salle a son water-closet à siège recouvert d'une plaque de plomb et son cabinet de bains où l'on prend à volonté eau de mer, eau douce, chaude et froide ; la plupart des malades sont en état de se lever et d'y aller. Au milieu des salles se trouvent de grandes tables qui servent pour les repas des malades. Beaucoup d'entre eux néanmoins et tous les convalescents vont manger dans un réfectoire séparé des salles. Les fenêtres sont très grandes et s'ouvrent à leur partie supérieure. Le chauffage se fait par des tuyaux d'eau chaude ; mais les salles sont aussi pourvues de cheminées à charbon. Tout l'hôpital est éclairé au gaz et les infirmières ont de plus à leur disposition des lanternes sourdes pour le service de nuit. Au milieu des salles, on trouve des tables mobiles chargées des objets de pansement et de quelques instruments. La méthode antiseptique est suivie dans toute sa rigueur. Une armoire spéciale renferme les potions.

Chaque malade a son cas décrit sommairement dans un registre pour les médecins ; à son chevet, une carte indique le régime et un diagramme marque la température, le pouls et les autres observations. On ne néglige rien de ce qui peut contribuer au bien-être physique et moral des malades : les salles ont cet aspect gai et avenant qui frappe de prime abord les visiteurs habitués aux hôpitaux sévères ou même lugubres du continent. Partout des couleurs claires ou brillantes, des fleurs, de la verdure, des images. Il n'y a pas de consigne trop stricte, pas de tracasseries dans la discipline : on donne des concerts en plein air toutes les fois que l'orchestre de la ville est libre. Pour être reçu dans cet hôpital, le malade doit avoir six ans accomplis et être porteur d'une lettre d'un souscripteur : il verse 7 fr. 50 par semaine, tandis que son entretien revient à 27 francs pour le même laps de temps. L'immense majorité des malades sont atteints d'affections scrofulo-tuberculeuses des articulations. On a admis, en 1888, 493 malades : 0,81 p. 100 sont morts, 38 p. 100 sont sortis après guérison.

Certains établissements d'Allemagne sont depuis longtemps connus pour les merveilleux résultats qu'ils obtiennent dans le traitement de la tuberculose. C'est Görbersdorf dirigé par Brehmer, c'est Falkenstein dirigé par Dettweiler, c'est Reiboldgrün dirigé par Driver.

Au sanatorium de Falkenstein, le médecin-assistant, M. Meissen, a noté jour par jour pendant cinq ans le nombre des malades contraints, pour des raisons de santé, de garder la chambre et le lit, c'est-à-dire obligés d'interrompre la cure à l'air libre qui est de rigueur à toutes les saisons et par tous les temps dans cet établissement. De plus, il a noté très exactement l'état du baromètre, la température et l'humidité de l'air, la direction du vent, en un mot tous les changements météorologiques et, après 200,000 observations de ce genre, il a établi que la morbidité quotidienne du sanatorium est en moyenne de 8 p. 100 en été, c'est-à-dire de mai à septembre, et de 10,5 p. 100 pendant le reste de l'année.

La Suisse possède à Davos un établissement pour les phthisiques. Il est très fréquenté. On y traite les malades par l'hydrothérapie et par la cure à l'air libre.

La France commence à fonder aussi des sanatoria. Elle a déjà dans les environs de Paris l'hôpital de Villepinte destiné aux jeunes filles poitrinaires. Il y a deux ans, le Dr Hérard inaugura à Ormesson, en Seine-et-Oise, un hôpital pour le traitement des enfants pauvres atteints de tuberculose. C'est la charité privée qui a fondé et qui soutient cet hôpital. L'étendue de la propriété est d'environ trois hectares de terrain. Les bâtiments ont été judicieusement appropriés à leur nouvelle destination. On commença par recevoir 25 enfants, puis les lits ont été bientôt portés à 40. Enfin, on peut ajouter quelques constructions et mener le nombre des lits à 200. Cet établissement est exclusivement réservé aux petits garçons issus de parents tuberculeux; on les reçoit depuis l'âge le plus tendre jusqu'à leur quinzième année. Ceux qui ont dépassé cet âge trouveront dans la maison de convalescence de Valescure, près de Saint-Raphaël (Var), les soins nécessaires pour parfaire leur guérison. Cette maison est encore actuellement en voie de construction. D'autre part, la charité privée a encore choisi un vaste terrain en plein air, en pleine lumière, sur les coteaux ensoleillés de la Loire, aux portes de Tours. C'est là, dans une des plus admirables expositions climatériques et hygiéniques de France, que va s'élever le « sanatorium des enfants tuberculeux de Touraine ».

Enfin, en octobre 1890, a été inauguré dans les Pyrénées-Orientales le sanatorium du Vernet pour le traitement des phthisiques par la cure d'air. Adossé aux flancs du Canigou, cet hôpital est situé à une altitude d'environ 800 mètres dans une vallée fermée de tous côtés, excepté au Sud, par des montagnes abruptes et très pittoresques. Malgré cette altitude considérable, on peut contempler dans le voisinage du sanatorium la végétation luxuriante des bords de la Méditerranée : les palmiers, les eucalyptus, les lauriers roses poussent en pleine terre. Les malades trouvent là le double bénéfice du climat d'altitude et du climat méditerranéen. La température en effet, durant les froides journées d'hiver, ne descend que bien rarement à 2 degrés et la station est complètement à l'abri de tous les vents froids. Les phthisiques sont descendus dès le matin dans une galerie couverte exposée au Sud-Ouest, pour y passer la journée au grand air sur des chaises longues appropriées à cet usage. Derrière la galerie se trouve un hôtel où les malades sont logés dans des chambres construites de façon à être toujours facilement désinfectées; cet hôtel est pourvu de vitres perforées qui assurent le renouvellement continu de l'air pur. Des salles d'hydrothérapie sont annexées à l'établissement. Tous les meubles sont construits de manière à pouvoir être facilement passés à l'étuve; les mesures les plus rigoureuses sont prises pour empêcher les lieux de promenade et les salles communes d'être souillés par les crachats. Les malades qui profitent le plus du séjour au Vernet, ce sont ceux qui sont guérissables, savoir : les tuberculeux au premier degré et les porteurs de cavernes limitées capables de se cicatriser.

Terminons ce fascicule par les paroles de von Ziemssen qui ont clos le congrès de médecine interne tenu à Wiesbaden au commencement d'avril 1891. « Je crois, dit-il, les sanatoria d'autant plus nécessaires aux tuberculeux dont l'état quoique amélioré ne permet pas encore le retour à la vie ordinaire, qu'il est bien peu de malades en qui nous puissions avoir confiance, si nous songeons aux conseils extravagants dont ils sont assaillis sans relâche par un entourage futile et incompétent. »

BIBLIOGRAPHIE

Black. — Winter Resorts on the Riviera, 280 pages; Edimbourg, 1881.

Brush. — On the coincident geographical distribution of tuberculosis and dairy cattle, *New-York med. Journ.*; 8 mars 1890.

Charazac. — Les eaux sulfureuses dans la tuberculose du larynx, *Revue de laryngologie, d'otol. et rhin.*, 7 et 8; 1889.

Cullimore. — The book of climates : acclimatization; climatic diseases; health resorts and mineral springs; sea sickness; sea voyages, and sea bathing, in-12, 276 p.; Londres, 1890.

Curtin. — The influence of sea-air on syphilitic phthisis, *Philadelphia med. Times*, 1er déc. 1887.

Davezac. — De l'action des climats maritimes dans les affections tuberculeuses, *Journ. de méd. de Bordeaux*, 2 mars 1890.

Denison. — The preferable climate for phthisis, *Brit. med. Journ.*; 29 sept. 1888.

Evans. — Handbook of historical and geographical phtisiology, in-8°, 293 p.; New-York, 1888.

Gandil. — Alger et la tuberculose pulmonaire, in-12, 88 p.; Paris, 1889.

Gilles. — Étude de l'influence de l'air marin sur les tuberculeux à l'hôpital du Faro, *Marseille médical*, janv. 1888.

Grab. — Ueber die Immunität der Bevölkerung in Ortschaften mit Kalkindustrie gegen Lungenschwindsucht, *Prag. med. Wochensch.*, 4 juin 1890.

Guillermet. — Comparaison du climat de Davos avec celui des stations du littoral français dans le traitement de la phthisie pulmonaire, *Journal de méd. de Paris*, t. II, 14 et 15, 1882.

Guinier. — La tuberculose laryngée aux eaux sulfureuses des Pyrénées, *Gaz. hebdom. de Montpellier*, 7 juill. 1888.

— La phthisie du larynx à Cauterets, in-18, 60 p.; Pau, 1889.

— La phthisie pulmonaire à Cauterets, *Gaz. hebdom. des sciences méd. de Montpellier*, 21 juin 1890.

Hermann Weber. — Hygienic and climatic treatment of chronic pulmonary phthisis, *Lancet*, mars 1885.

Jaccoud. — La station médicale de Saint-Moritz; Paris, 1873.

Jacoby. — Phthisie et altitudes, in-8°, 81 p.; Paris, 1888.

Jasiewicz. — Quelques considérations sur les stations climatériques françaises, in-8°, 8 p.; Paris, 1889.

Klein. — Contribution à l'étude de la climatothérapie en France, *Thèse de Paris*, 1890.

Knight. — On the selection of a climate for patients with pulmonary tuberculosis, *Boston Med. and Sc. Journ.*; 5 avril 1888.

Lamarque. — Principales indications et contre-indications de quelques stations minérales et climatériques françaises dans le traitement curatif et prophylactique de la tuberculose pulmonaire, *Th. de Paris*, 1889.

De Lignières. — L'été sur le littoral méditerranéen, Paris.

Lindsay. — The place of the sea voyage in therapeutics, *Americ. Journ. of the med. sc.*, avril 1890.

Mœller. — L'Engadine et les hautes altitudes, *Revue des quest. scient.*, janv. 1888.

Morin. — Du traitement de la tuberculose pulmonaire par les climats d'altitude, *Revue méd. de la Suisse romande*, janv. 1890.

Mourao-Pitta — Madère, station médicale fixe; climat des plaines; climat des altitudes, in-8°, 101 p.; Paris, 1889.

Niepce. — Antisepsie pulmonaire : l'inhalation à Allevard, ses prétendus dangers, in-18, 16 p.; Saint-Raphaël, 1890.

Odin. — Le climat de Nice, réponse à ses détracteurs, *Nice médical*, mars 1888.

Onimus. — Pourquoi, sur le littoral méditerranéen, il y a un climat exceptionnel, *Nice médical*, mars 1890.

Orgeas. — L'hiver à Cannes, Saint-Raphaël, Grasse et Antibes, in-32, xii-603 p.; Cannes, 1889.

Peters. — Bermerkungen zur klimatischen Behandlung der Lungenschwindsucht, *Deutsche med. Zeit.*, 12 juin 1890.

Reimer. — Handbuch der speciellen Klimatotherapie und Balneotherapie, in-8°, viii-410 p.; Berlin, 1889.

Reuss. — Les sanatoria maritimes d'Arcachon, de Banyuls et d'Hyères, *Ann. d'hyg. publ.*, déc. 1888.

Roosa. — The Engadine and Davos, *New-York med. Journ.*, 29 sept. 1888.

Schmid. — Meteorologisches über die Winterstationen Andermatt, Davos und Sanct-Beatenberg, *Corresp.-Bl. für Schweiz. Aerzte*, 15 janv. 1888.

Spengler. — Chirurgische und klimatische Behandlung der Lungenschwindsucht und einiger ihrer Complicationen, in-8°, 42 p.; Brême, 1890.

Thaon. — Clinique climatologique des maladies chroniques, 1er fascicule, Phthisie pulmonaire; Paris, 1877.

Thompson. — South Africa as a Health-Resort, in-8°, 41 p.; Londres, 1888.

Veraguth. — Le climat de montagne et son action thérapeutique en été et en hiver, *Lyon médical*, 13 mai 1888.

Vidal. — Les climats d'Hyères et le sanatorium maritime, in-8°, 107 p. avec fig.; Hyères, 1888.

Volland. — Die Behandlung der Lungenschwindsucht im Hochgebirge, in-8°, 68 p.; Leipzig, 1889.

Waters. — Klimatologische Notizen über den Winter im Hochgebirge, nach eigenen Beobachtungen in dem Hohencurorte Davos am Platz.

Welten. — Die Heilanstalten von Görbersdorf, in-8°, 133 p.; Berlin, 1888.

Williams. — On the results of the treatment of pulmonary consumption by residence at high altitudes, as exemplified by an analysis of 141 cases, *Brit. med. Journ.*, [illegible] mai 1888.

TABLE DES MATIÈRES

INTRODUCTION

PHTHISIOLOGIE HUMAINE ET COMPARÉE

CHAPITRE PREMIER

CONDITIONS CLIMATÉRIQUES ET TOPOGRAPHIQUES. VOYAGES EN MER

CHAPITRE II

STATIONS D'ALTITUDE

CHAPITRE III

STATIONS DE PLAINE

CHAPITRE IV

STATIONS MARITIMES

CHAPITRE V

EAUX MINÉRALES

CHAPITRE VI

TRAITEMENT HOSPITALIER

Paris. — Typ. Gaston Née, rue Cassette, 1. — 4567.

A LA MÊME LIBRAIRIE

Paris. — Typ. Gaston Née, 1, rue Cassette. — 4567.